AF319982

TRAVAIL DU LABORATOIRE DE LA CLINIQUE MÉDICALE
DU PROFESSEUR TEISSIER

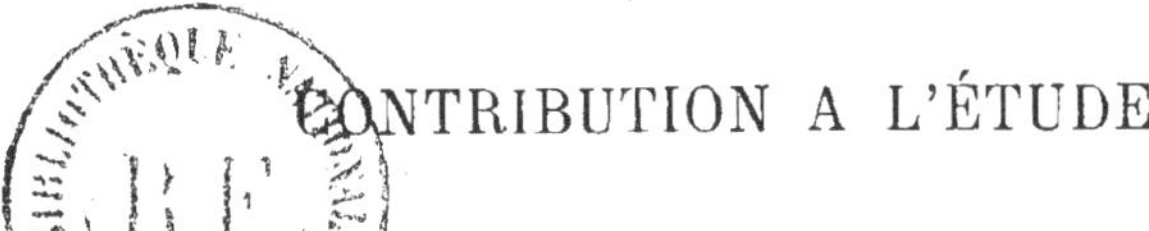

CONTRIBUTION A L'ÉTUDE

DE LA

SÉROTHÉRAPIE DES NÉPHRITES

PAR

Le Dr C. BOTALLA-GAMBETTA

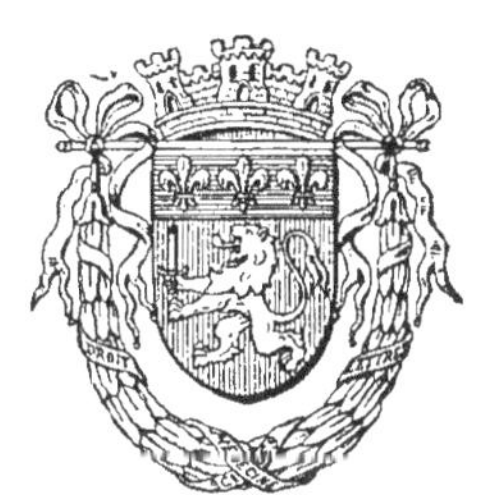

LYON

A. REY, IMPRIMEUR-EDITEUR DE L'UNIVERSITÉ

4, RUE GENTIL, 4

1911

8: T95
220^e

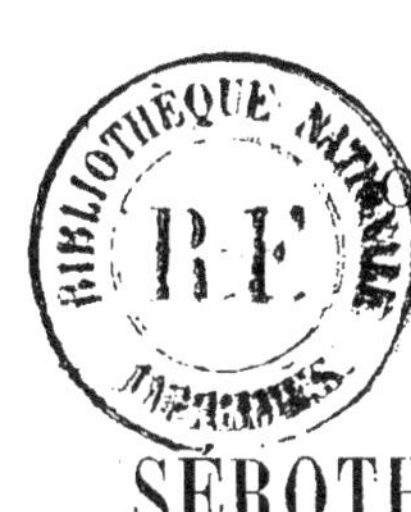

CONTRIBUTION A L'ÉTUDE

DE LA

SÉROTHÉRAPIE DES NÉPHRITES

8 Te⁹⁵
220

TRAVAIL DU LABORATOIRE DE LA CLINIQUE MÉDICALE
DU PROFESSEUR TEISSIER

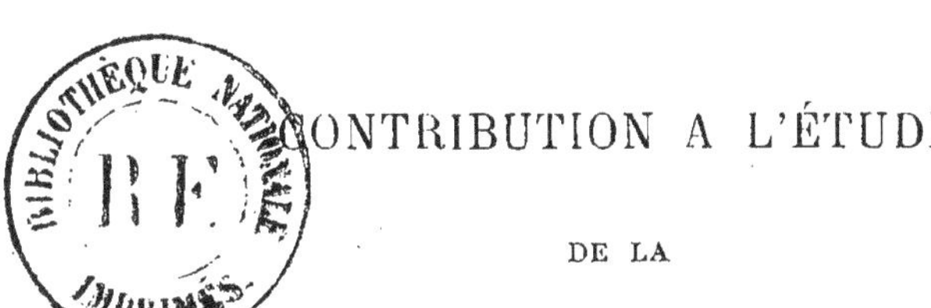

CONTRIBUTION A L'ÉTUDE

DE LA

SÉROTHÉRAPIE DES NÉPHRITES

PAR

Le Dr C. BOTALLA-GAMBETTA

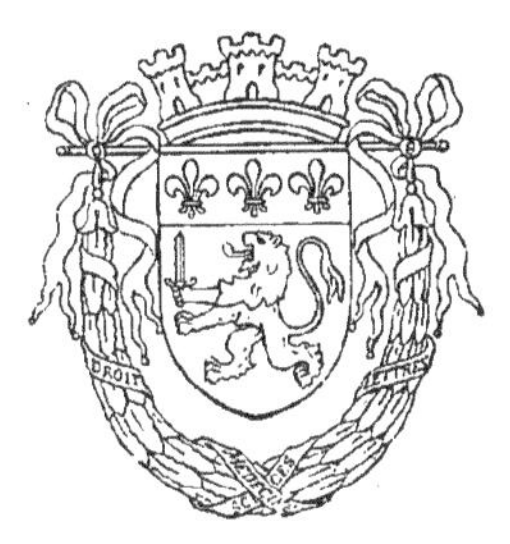

LYON

A. REY, IMPRIMEUR-ÉDITEUR DE L'UNIVERSITÉ
4, RUE GENTIL, 4

1911

BIBLIOTHÈQUE NATIONALE — RF — IMPRIMÉS

A LA MÉMOIRE DE MON PÈRE

A MA MÈRE

A LA MÉMOIRE DE MON FRÈRE HENRI

A LA MÉMOIRE DE MA SŒUR LUCIE

A MA SŒUR BLANCHE

A Mon Vénéré Maître

Monsieur le Professeur J. TEISSIER

Professeur de Clinique médicale à l'Université de Lyon,
Associé National de l'Académie de Médecine,
Officier de la Légion d'honneur.

INTRODUCTION

Sous l'influence de M. le professeur J. Teissier, la sérothérapie des néphrites a suscité, ces dernières années, tant en France qu'à l'étranger, des travaux nombreux. Il nous a paru intéressant de parcourir, en quelque sorte, cet édifice commencé et de signaler s'il y a lieu les parties qui, mal assises, réclament encore des réfections. Dans ce but, nous avons repris la question depuis sa naissance dans l'histoire de la sécrétion interne du rein, résumant les connaissances acquises sur le sérum de veine rénale, sur ses propriétés physiques ou chimiques, physiologiques ou cliniques, exposant enfin les indications et les théories qui cherchent à élucider son mécanisme d'action.

Au début de ce modeste travail, nous tenons à exprimer notre reconnaissance aux maîtres dévoués qui ont bien voulu façonner notre éducation médicale :

M. le professeur J. Teissier nous a reçu dans sa clinique avec une bonté extrême, et pendant trois années il nous a fait profiter de son enseignement magistral ; maintes fois, nous avons eu des preuves de sa bienveillante attention ; il nous a confié le sujet de cette thèse et il nous fait aujourd'hui le grand honneur de la présider. Nous le prions d'accepter notre respectueuse et profonde gratitude. A la clinique de l'Hôtel-Dieu, nous avons trouvé dans les collaborateurs du Maître, des guides précieux que nous voulons également remercier aujourd'hui :

M. le professeur agrégé A. Cade, médecin des hôpitaux qui, à un moment où notre santé chancelait, nous a soutenu de ses soins éclairés et dévoués. Il s'est à jamais acquis notre reconnaissance ;

M. le professeur agrégé F. Arloing, qui nous a initié à la bactériologie ;

M. le Dr Chanoz, chef du service d'électrologie ;

M. le Dr L. Mayet, qui a bien voulu nous laisser publier l'observation d'un de ses malades ;

MM. le Dr Pallasse, chef de clinique et le Dr Sarvonat, assistant de chimie, qui nous témoignèrent de la sympathie ;

M. le Dr Lucien Thévenot, chef de clinique qui, au cours de notre travail, nous prodigua des marques d'amitié et ses conseils compétents.

A la Clinique infantile de la Charité, nous avons trouvé un enseignement excellent, dont nous tenons à remercier M. le professeur Weill ;

M. le Dr Barjon, médecin des hôpitaux, a bien voulu nous confier une malade de son service de la Croix-Rousse, nous le remercions de son amabilité.

Enfin, nous ne voulons pas terminer nos études, sans réunir dans un souvenir ému toutes les personnes amies qui nous ont marqué leur estime et qui, dans une heure douloureuse, ont su amoindrir la tristesse de notre chevet de malade.

CONTRIBUTION A L'ÉTUDE

DE LA

SÉROTHÉRAPIE DES NÉPHRITES

PREMIÈRE PARTIE
ÉTUDE EXPÉRIMENTALE

CHAPITRE PREMIER
HISTORIQUE ET SÉCRÉTION INTERNE DU REIN

C'est en 1892, avec les célèbres expériences de Brown-Séquard, que commence l'histoire de la sérothé-thérapie rénale. Ce savant physiologiste observe des animaux néphrectomisés (cobayes et lapins), les uns ayant reçu en injections sous-cutanées des extraits de reins d'animaux sains, les autres servant de témoins ; il constate que les premiers ont une survie plus grande que les seconds. Comment expliquer cette survie sinon par l'existence, dans les produits injectés, d'une substance capable de neutraliser, au moins dans une certaine mesure et pour un certain temps, les effets de la néphrectomie double.

Cette hypothèse, à peine émise, est déjà la source de conséquences thérapeutiques ; dans la même année,

Dieulafoy tente des injections d'extrait de suc rénal chez un sujet présentant de graves accidents urémiques.

En 1894, Meyer reprend les expériences de Brown-Séquard ; pour les contrôler, il les modifie ; il injecte du sang d'animaux urémiques à des chiens, les uns néphrectomisés, les autres non mutilés et servant de témoins. Les premiers deviennent urémiques, les seconds restent sains.

Continuant une nouvelle série d'expériences, Meyer injecte à des animaux néphrectomisés du suc rénal, du sang normal et surtout du sang de veine rénale ; les conséquences sont remarquables : disparition du rythme de Cheyne-Stockes et régularisation du type respiratoire comme le démontrent des tracés pneumographiques.

A la même époque, Teissier et Frenkel, tirant de ces données physiologiques des applications pratiques. communiquent à la Société des Sciences médicales de Lyon les observations de deux malades albuminuriques traités et améliorés par les injections d'extrait glycériné de rein. Vitzou continue l'expérimentation et confirme les résultats signalés par Brown-Séquard et d'Arsonval ; il observe une notable survie chez des chiens et des lapins néphrectomisés à qui il injecte du sang rénal défibriné. Cinq ans après, son élève, Spinéanu, reprend cette question dans sa thèse inaugurale.

En 1895, deux auteurs italiens, Ajello et Parascandollo renouvellent les expériences de Brown-Séquard en se servant d'extrait glyceriné de rein ou néphrine.

Leurs résultats n'ont aucune valeur, car ils avaient observé des animaux ayant subi la nephectomie unilatérale et des auteurs ont pu pratiquer cette opération sur des chiens et des lapins qui n'ont jamais présenté de troubles dans la suite. Vitzou cite même l'observation d'un chien qui, ayant bien supporté une néphrectomie unilatérale, subit un mois après l'ablation de la moitié du rein restant ; un an plus tard, on lui enleva encore 15 gr. 5oo de ce rein et le chien vécut 176 jours avec les apparences d'une bonne santé.

Les deux auteurs italiens reprennent eux-mêmes leurs premières expériences, mais en pratiquant cette fois la nephrectomie double en un seul temps. Les chiens succombent rapidement dans un délai variant de quatre à quarante-huit heures, pendant lequel ils présentent des symptômes d'urémie ; d'autres chiens également mutilés mais traités par du suc rénal dilué (10 à 20 centimètres cubes chaque jour) survivent trois jours et même cinq jours. Ces études expérimentales ont pour corollaires des applications thérapeutiques ; ce sont celles de Gonin en 1894, de Donovan en 1895, de Chipérovitch en 1896. Et en 1899, la thèse de Jacquet, inspirée par M. le professeur Teissier, arrive à ces conclusions que la néphrine ou extrait rénal est capable d'améliorer la néphrite.

Jusqu'alors les auteurs s'étaient surtout servis d'extraits rénaux ; en 1896, Turbure (Bukarest) essaye le premier d'injecter à l'homme du sang veineux rénal défibriné, il obtient un résultat remarquable. De cet essai va naître la sérothérapie rénale ; en avril 1898, le Congrès de Médecine de Montpellier entend se poser nettement la question d'un sérum rénal. Il était logique en effet d'admettre avec Brown-Séquard que le sang qui sort du rein « contient les principes de la sécrétion interne spéciale à cet organe ».

Il restait à faire l'étude du sérum de la veine rénale ; l'honneur en revient, en France, à M. le professeur Teissier. Dès 1898, M. le professeur Teissier tente le traitement des néphrites par le sérum aseptique du sang de la veine rénale de chèvre ; la thèse de de Lignerolles publie les premiers essais de cette thérapeutique qui sont des plus encourageants.

Toutes les données cliniques et expérimentales établies jusqu'en 1900 semblent établir de façon inébranlable la notion d'une sécrétion interne du rein, quand les publications de deux auteurs lyonnais, MM. Chatin et Guinard, viennent jeter une certaine confusion ; ces auteurs recommencent les expériences faites avant eux : « 16 chiens sont néphrectomisés 10 d'entre eux reçoivent du sérum rénal » ; les résultats sont diamétralement opposés à ceux de Vitzou, de Meyer, de Brown-Séquard et des autres auteurs ; le maximum de survie des chiens ayant reçu du sérum rénal est de cent huit heures à peine, tandis que la survie des chiens témoins est de cent vingt-quatre heures. « Tous les animaux *sans exception* ayant reçu en injections du sérum de la veine rénale moururent bien plus tôt que les chiens témoins. »

En 1903, Mlle Stern essaye de confirmer les résultats de MM. Chatin et Guinard ; pour elle, les animaux ayant subi la double néphrectomie en deux temps et, dans la suite, des injections d'*extrait rénal aqueux* ne survivent pas aux animaux témoins; les animaux néphrectomisés et recevant ensuite du sérum artificiel à 8 pour 1.000, présentent une survie plus grande.

Ces publications jettent quelque trouble dans l'étude expérimentale de la sécrétion interne du rein et la même confusion se retrouve en clinique; alors que des résultats favorables sont observés sous l'influence de l'opothérapie rénale, des auteurs assez nombreux publient des cas où ce traitement n'a donné aucun résultat, certains mêmes signalent des accidents toxiques, parfois mortels. C'est ainsi que des auteurs comme Castaigne et Rathery ont pu dire que la preuve de la sécrétion interne du rein, cliniquement ou expérimentalement, reste encore à faire.

En 1905, Lavis, dans un essai de pathogénie de l'urémie, explique la différence des résultats obtenus par MM. Chatin et Guinard, par la différence de leur mode d'expérimentation. La majorité des auteurs sont à peu près d'accord pour admettre l'existence de la sécrétion interne du rein; certains auteurs, entre autres Parisot (Nancy), trouvent même dans les résultats de la sérothérapie rénale un argument de plus à l'appui de l'hypothèse de Brown-Séquard.

Cependant, malgré cette confusion, les travaux se continuent; en 1907, le professeur Teissier reprend, avec son élève Lucien Thévenot, la question du sérum de la veine rénale de chèvre; de leurs recherches résulte l'obtention d'un sérum aseptique; et dès lors, des publications sur le sérum rénal paraissent un peu partout, à l'étranger et en France : en France, c'est Daunay et Lequeux à Paris; Spillman et Parisot à

Nancy; en Belgique, c'est Van Bogaert à Anvers; en Italie, c'est Tria à Naples; plus récemment, en 1910, c'est José Messina de Santiago de Chili. Enfin, Hallion essaye d'utiliser le sérum de la veine rénale du cheval.

L'ensemble des travaux des différents auteurs paraît bien justifier l'hypothèse d'une sécrétion interne du rein; l'expérimentation l'a fait naître, l'observation clinique l'a maintes fois confirmée. L'idée d'un sérum contenant les principes de cette sécrétion interne promettait théoriquement d'heureuses applications thérapeutiques, nous verrons que, pratiquement, elle a tenu, en partie tout au moins, ses belles promesses.

CHAPITRE II

PRÉPARATION DU SÉRUM DE VEINE RÉNALE

La préparation du sérum de veine rénale s'est sensiblement modifiée depuis sa découverte. Le premier sérum, celui dont se servit de Lignerolles, se prépare de la façon suivante : d'abord on choisit comme animal producteur de sérum la chèvre ; ce choix est inspiré par des considérations multiples : la chèvre est rarement tuberculeuse, son sérum est le moins toxique des espèces domestiques[1], enfin, elle est d'un prix relativement peu élevé.

La chèvre placée sur une table, la région ventrale rendue aseptique, on pratique une incision dans le flanc droit ; on recherche le rein droit, la veine rénale droite que l'on dégage et qu'on ponctionne ; un flacon de Wolf sert à la cueillette qui se fait comme pour le sérum antidiphtérique ; ce flacon permet plus tard, de transvaser aseptiquement le sérum dans des ampoules convenables.

Le premier temps de l'opération procure un litre de sang environ. Dans un deuxième temps et par la même incision du flanc droit, on va à la recherche du rein gauche et de la veine rénale gauche qu'on ponctionne ;

[1] Travaux de Guinard et Dumarest.

on recueille encore 3oo cent. cubes de sang environ.

Après trois jours de repos, le caillot s'est rétracté, laissant autour de lui le sérum rénal qu'on décante et qu'on introduit dans des flacons de verre de 20 centimètres cubes ; ces flacons sont ensuite bouchés et luttés à la paraffine et conservés dans une glacière.

En 1905, Lavis emploie un manuel opératoire un peu différent ; tout d'abord il essaye de supprimer l'anesthésique pour éviter d'introduire des vapeurs étrangères dans le sang ; dans ce but, il pratique la section du bulbe et fait entretenir la respiration artificielle « par un soufflet communiquant avec une canule fixée dans la trachée ». Cette façon d'opérer n'est pas sans de notables difficultés : à cause de la coagulation du sang le sérum obtenu est rosé et contient de nombreux globules rouges.

Aussi, l'auteur adopte-t-il peu après un nouveau procédé. Opérant sous anesthésie, cette fois, il pratique une incision unique à 6 centimètres de la colonne vertébrale, parallèlement à elle et commençant à 1 centimètre du rebord costal ; le plan musculaire est incisé, le *péritoine sectionné*, le rein apparaît avec sa veine. Celle-ci est ligaturée au niveau de son abouchement dans la veine cave postérieure ; la ligature a pour but d'empêcher le reflux du sang cave, et, par suite, de diminuer la toxicité du sérum recueilli. La quantité de sérum ainsi obtenue est de 1 litre 3oo ; la quantité de sérum atteint 53o centimètres cubes environ.

Ce manuel opératoire n'est pas d'une grande commodité à cause de la masse intestinale qui constitue une gêne constante.

Actuellement, à Lyon, le manuel opératoire adopté par le Dr Thévenot est le suivant : la chèvre est couchée sur le côté gauche, puis anesthésiée à l'éther ; sans attendre l'anesthésie complète, on incise la peau sur une hauteur de 10 centimètres environ, à partir de la dernière côte, à 1 centimètre en dehors de la ligne des apophyses transverses ; après section des plans musculaires, on arrive sur le péritoine, qui est décollé ; on atteint très facilement le rein droit qui est attiré au dehors ; les divers éléments du pédicule sont isolés ; la veine, liée près de la veine cave, se gonfle ; on la ponctionne alors, on fixe le trocart dans le vaisseau par une ligature ; le sang est amené par des tubes stérilisés dans une grande cantine stérilisée, où il repose pendant deux jours ; on soutire alors le sérum en cantine, et, une ou plusieurs semaines plus tard, en flacons de 10 centimètres cubes.

Parfois le rein est retenu par des artérioles accessoires, plus fréquentes au niveau du pôle supérieur, et qui sont sectionnées entre deux ligatures. Lorsque la ponction ne réussit pas au niveau du rein droit, on peut en général, par la même incision, prendre à travers le péritoine le rein gauche, qui est placé le plus souvent, chez la chèvre, dans la moitié droite de l'abdomen, et l'amener au dehors. La quantité de sang fournie par chaque saignée atteint un litre, quelquefois deux : le sérum exsudé ne dépasse pas 300 à 500 grammes.

Signalons que, récemment, Hallion a préparé du sérum de veine rénale de cheval, mais de façon transitoire.

BIBLIOTHÈQUE NATIONALE
R.F.
IMPRIMÉS

CHAPITRE III

PROPRIÉTÉS DU SÉRUM DE VEINE RÉNALE

Le sérum une fois obtenu, il n'était pas indifférent au clinicien de connaître ses qualités et ses défauts : en premier lieu, il était nécessaire de connaître sa toxicité. Le choix de la chèvre comme source du sérum rénal fait déjà prévoir sa faible nocuité. De Lignerolles la mesure quatre jours après la cueillette ; son sérum rénal, injecté dans la veine jugulaire d'un lapin, se montre nuisible à la dose de 15 cc. 4 par kilogramme de poids vivant, c'est-à-dire un peu moins toxique que le sérum normal de l'homme qui l'est à 17 centimètres cubes par kilogramme[1].

La toxicité diminue encore les jours suivants : Guinard et Dumarest ont montré que les sérums perdent progressivement cette propriété dangereuse sans atténuer parallèlement leur pouvoir thérapeutique. Lavis et Thévenot, en ligaturant la veine rénale auprès de son abouchement dans la veine cave avant de la ponctionner, ont encore amoindri la toxicité du sérum rénal. De nos jours, elle oscille autour de 60 centimètres cubes pour 1 kilogramme d'animal, autrement

---

[1] Thèse de Dumarest. Lyon 1897.

dit elle est trois fois moindre que celle du sérum de de Lignerolles.

Il était également important de connaître le pouvoir hémolytique du sérum de chèvre. MM. Cade et Thévenot, qui se sont occupés de cette étude, ont trouvé qu'il était moins élevé que celui du sang artériel.

Quant à la composition chimique, recherchée par M. Morel, elle se rapproche sensiblement de celle du sang artériel; elle comprend 5 gr. 35 de chlorure de de sodium et 8 centigrammes de chlorure de calcium pour 1.000 ; la quantité d'albumine est de 78 centigrammes pour 100 au lieu de 76 dans le sang artériel. Le sérum rénal ne fait pas fermenter le glucose.

M. Chanoz a déterminé le point cryoscopique qui est de 0,59, à peu de chose près le même que celui du sang artériel.

Cette courte étude des propriétés du sérum rénal nous fait prévoir ce que pourront être les accidents dus à son emploi en thérapeutique : des accidents bénins et passagers comme nous le verrons au cours de nos observations.

CHAPITRE IV

ÉTUDE EXPÉRIMENTALE DU SÉRUM

L'étude expérimentale du sérum de la veine rénale de chèvre est restée longtemps dans l'enfance ; c'est qu'on ignorait, jusqu'à ces dernières années, les moyens de provoquer, chez les animaux, des lésions de néphrite chronique, et de faire apparaître, comme conséquences de ces lésions, des symptômes comparables à ceux que l'on observe en clinique.

Actuellement on peut arriver à ce but à l'aide de substances assez nombreuses ; on sait que la cantharide et l'arsenic peuvent déterminer dans le parenchyme rénal des lésions vasculaire ; l'aloïne, le chrome, l'iodoforme, le sublimé, injectés à petites doses et pendant de longs mois, sont capables de provoquer de la dégénérescence des tubes contournés ; la vinilamine s'attaque plus spécialement aux pyramides de Malpighi. On sait aussi depuis les travaux de Takayasu que dans les néphrites expérimentales des troubles fonctionnels peuvent se manifester sans lésions anatomiques, tout au moins apparentes et diagnostiquables, du rein, tandis que parfois les détériorations de ce même organe, ne se manifestent par aucun désordre de sa fonction.

Enfin E.-C. Dickson nous a montré qu'on peut produire chez le chien des lésions de néphrite en tout comparables à celles de la néphrite chronique chez l'homme, par l'injection quotidienne de 10 milligrammes de nitrate d'urane pendant cent jours et plus. Tria (Naples) a usé de ces procédés dans ses expériences.

Forts de ces différentes notions que nous ont apprises les expérimentateurs, quels sont, tout d'abord, les effets généraux produits par le sérum de veine rénale ? Nous connaissons déjà la survie notable obtenue par Brown-Séquart en 1892, chez les animaux néphrectomisés ou rendus néphrétiques, l'amélioration des troubles respiratoires (disparition du Cheyne-Stokes) signalés par Meyer, en 1894, à la suite d'injections de sérum rénal. En 1898, Tigerstedt et Bergman admettent l'existence, dans ce sérum, d'un principe hypertenseur ; Lewandosky contredit ces résultats en essayant de montrer que l'élévation de la pression sanguine est due à la rapidité de l'injection. Mais d'autres auteurs, Vincent et Sbeen, Bengel et Strauss, par la même méthode que Tigerstedt et Bergman arrivent à des conclusions identiques.

Tria confirme ces résultats ; il admet « qu'en augmentant la diurèse, le sérum diminue la pléthore hydrémique, et qu'il se produit une augmentation de la pression sanguine à un degré considérable pendant quinze à trente minutes ; ensuite la pression diminue lentement et, pendant le déclin ne se laisse pas influencer ».

Ce même auteur, étudie l'action du sérum rénal

sur les œdèmes chez des chiens qui en présentaient ;
il n'obtient aucune amélioration.

Vitzou, observant des chiens néphrectomisés, remarque, après une injection de sérum rénal dans la
cavité péritonéale, la suspension, pour quelque temps,
des troubles gastro-intestinaux et nerveux d'origine
urémique.

M. le professeur Teissier et son élève M. L. Thevenot
ont étudié l'action du sérum rénal sur les « néphro-
toxines en circulation dans les sangs d'un urémique
et d'un animal rendu néphrétique » ; la méthode précise de Van Gehuchten Sauer leur a fait constater dans
les deux cas que « le sérum rénal atténue les altérations
produites sur le rein des lapins à l'aide de sérums
néphrotoxiques d'homme ou d'animal ».

Les effets généraux du sérum rénal ne sont pas
encore assez connus ; les effets urinaires le sont davan-
tage. Tria les a spécialement étudiées sur trois chiens
rendus néphrétiques par des sels d'urane ; dans la plupart des cas la diurèse est augmentée à la suite des
injections, le taux de l'albumine diminue ; mais,
comme le fait remarquer l'auteur, « cette action du
sérum n'a pas toujours été complète parce que l'urine
des animaux ne contenait pas toujours de l'albumine,
ou n'en contenait que des traces, même lorsqu'il
existait de la cylindrurie et même lorsqu'à l'autopsie on constatait l'existence de graves lésions rénales ».

Tria signale en outre la diminution des cylindres
urinaires et la diminution sensible de l'hypochlorurie et
de l'hypoazoturie, dans 8 cas ; chez 3 animaux témoins

ces manifestations morbides restèrent immuables jusqu'à la mort.

En résumé, à un point de vue purement expérimental, on peut dire que le sérum exerce une heureuse influence sur les accidents dus à l'insuffisance rénale ; nous allons voir maintenant si cliniquement il a réalisé les promesses que laissait entrevoir l'expérimentation.

DEUXIÈME PARTIE

ÉTUDE CLINIQUE DU SÉRUM DE LA VEINE RÉNALE

Nous étudierons successivement les effets de la sérothérapie rénale dans les néphrites aiguës, dans les néphrites chroniques, dans les néphrites compliquant les cardiopathies, et dans les néphrites gravidiques. Nous verrons ensuite les résultats cliniques et les indications, et nous terminerons par un chapitre sur le mécanisme d'action du sérum de la veine rénale.

CHAPITRE PREMIER

NÉPHRITES AIGUËS

OBSERVATION I (thèse Messina Maggio).

Enfant de neuf ans. Ascite, congestion pulmonaire, bruit de galop et hypertension, œdèmes. Aucune amélioration par le traitement ordinaire. Urine, 5o grammes avec 16 grammes d'albumine et de nombreux cylindres, 0,228 de chlorure de sodium et 4,32 1 d'urée.

Après un mois de sérothérapie : urine, 1.8oo centimètres cubes, sans albumine, 17,62 de chlorure de sodium et 21,35 d'urée par litre. Rares leucocytes dans le dépôt.

OBSERVATION II (thèse de Messina Maggio).

Homme de quarante-cinq ans. Bruit de galop et hypertension ; râles sous-crépitants aux poumons ; ascite et œdèmes ; insomnie.

Urine : 5oo grammes ; 8 grammes d'albumine ; 3,97 de chlorure de sodium et 2,91 d'urée ; nombreux cylindres. Régime lacté et déchloruré sans résultat.

Sérothérapie : urine, 3.8oo ; traces d'albumine ; 14,72 de chlorure de sodium et 23,13 d'urée par litre ; quelques globules rouges.

OBSERVATION III (thèse de de Lignerolles).

Garçon de quinze ans. Céphalée, douleurs abdominales,

œdèmes, vomissements. Bruit de galop ; congestion des bases pulmonaires.

Urines fortement albumineuses, avec nombreux cylindres.

Sérothérapie : urines abondantes, albumine 0,25 ; cylindres urinaires disparus.

Observation IV (M. le professeur Henrijean).

Enfant de quatre ans. Etat grippal grave avec bronchopneumonie, œdèmes, délire, hyperthermie, albuminurie massive et cylindrurie. Sérothérapie : guérison définitive.

Remarque. — Dans les trois premiers cas, les malades ont d'abord été soumis au régime approprié (lait ou régime déchloruré), le premier pendant quinze jours, le second pendant douze jours, et le troisième pendant cinq jours. C'est seulement devant l'insuccès de ce traitement que la sérothérapie a été instituée ; on peut donc bien dire qu'il ne s'agit pas là de néphrites aiguës à évolution spontanée vers la guérison et conclure que, dans les cas de néphrites aiguës sévères le sérum de la veine rénale de chèvre se montre particulièrement efficace.

CHAPITRE II

POUSSÉES AIGUËS AU COURS DES NÉPHRITES CHRONIQUES

OBSERVATION V (thèse de de Lignerolles).

Homme de vingt et un ans. Signes de néphrite chronique puis suppression de la fonction urinaire, précédée de coma urémique.

Amélioration légère et transitoire par la sérothérapie. Mort.

AUTOPSIE. — Lésions récentes de dégénérescence épithéliale avec lésions anciennes de sclérose.

OBSERVATION VI (J. Teissier, *Province médicale*).

Marie B..., quarante-sept ans. Deux ans avant, ictus avec perte de connaissance et hémiplégie, albuminurie et céphalée. Le 5 juin 1908, coma complet, grosse albuminurie ; hypertrophie du cœur et bruit de galop ; incontinence des matières et des urines. Quatre injections de sérum rénal. Retour progressif à la santé, complète. L'épreuve de la phloridzine est nettement positive.

Novembre 1908. — Nouveau séjour à l'hôpital : crises éclamptiques, obnubilation, myosis, galop, injection de sérum rénal ; le 3 novembre, 600 grammes d'urines avec gros disque d'albumine ; le 7 novembre, 1.000 grammes d'urines ; chlorure de sodium, 4,4 ; urée, 4,5 ; traces d'albumine.

L'épreuve de la glycosurie est légèrement positive. Amélioration. Nouvelle injection. Le 9 janvier 1909, la malade part en convalescence éliminant 1.500 grammes d'urine, 0,50 d'albumine, 5,85 de chlorure de sodium, 8,1 d'urée.

Diurèse totale 2.130 et diurèse élaborée 1.177. $\dfrac{\Delta}{\delta} = 1,81$.

27 février 1909. — Crises suivies de coma; 7 grammes d'albumine.

La sérothérapie ramène une amélioration. Le 31 mars, la malade élimine 1.750 grammes; 0,60 d'albumine; 6,14 de chlorure de sodium; 8,10 d'urée; dépôt : quelques débris granuleux. Diurèse totale 2.420; diurèse élaborée 1 243. $\dfrac{\Delta}{\delta} = 1,94$.

Dans la suite, les accidents reparaissent : agitation nerveuse, obnubilation, perte de connaissance; les urines redeviennent rares et albumineuses. Le 9 mai : torpeur, dyspnée, fièvre (40 degrés), épanchement de la base droite. Coma. Mort le 9 juin.

Autopsie. — Reins très atrophiés (80 gr. chacun); au cerveau, foyer hémorragique dans le centre ovale hémisphère gauche; à l'hémisphère droit, foyer ocreux occupant la face externe du putamen dans toute son étendue.

Remarque. — Dans cette observation, il s'agit d'une néphrite chronique particulièrement grave, s'accompagnant de fréquentes poussées aiguës; le sérum rénal s'est montré efficace lors de la première poussée et il n'est pas sans intérêt de remarquer qu'à ce moment l'épreuve de la phloridzine était nettement positive; il a été moins efficace contre la deuxième poussée qui coïncidait avec une glycosurie phloridzique négative; contre la troisième poussée, les effets n'ont pas pu conjurer le terme fatal probablement à cause de lésions rénales par trop profondes. Quant aux crises convulsives à caractère subintrant des derniers jours, elles trouvent leur explication dans les lésions cérébrales constatées à l'autopsie (foyer ancien d'hémorragie cérébrale).

OBSERVATION VII (thèse de Messina Maggio).

Homme de quatre-vingt-deux ans, ancien brightique. Rien aux différents viscères. Urines rares fortement albumineuses et contenant des cylindres. Première injection de sérum le 5 avril. A la deuxième injection de sérum, l'albumine est diminuée de moitié, à la troisième, accidents sériques (selles diarrhéiques pendant neuf jours). Le 10 avril, tableau de l'azotémie, 6o grammes d'urine dans la journée. Mort.

AUTOPSIE. — Petits abcès dans le poumon droit et atrophie granuleuse des reins.

OBSERVATION VIII (thèse de Messina Maggio).

Homme de trente-sept ans, ayant eu déjà quelques poussées aiguës de néphrite ; le 13 avril 1909, vomissements, céphalée intense, Cheyne-Stockes, anasarque généralisée et ascite, 5oo grammes d'urine avec 24 grammes d'albumine au litre et de nombreux cylindres. Après une amélioration de la formule urinaire due au régime déchloruré, l'état du malade reste stationnaire. La sérothérapie ramène le retour complet de la santé. Urine, 1.5oo centimètres cubes, sans albumine avec 18,94 de chlorure de sodium et 34,53 d'urée par litre.

OBSERVATION IX (Turbure, thèse de de Lignerolles).

Homme de vingt-sept ans, brightique depuis un an. Entre à l'hôpital avec anasarque, un peu de troubles de la vue, céphalée, délire, dyspnée, déviation conjuguée de la tête et des yeux. Convulsions toniques. Urines albumineuses et abondantes. Quatre injections de sang veineux rénal défibriné ; chaque injection est suivie d'un bien-être très apprécié du malade. Après la cinquième injection, albumine à 2,5 environ ; après la sixième piqûre, la diurèse est à 2.000 centimètres cubes, l'albumine à 0,75. Les phénomènes urémiques ont disparu. A remarquer que les deuxième et troisième piqûres ont été douloureuses.

OBSERVATION X (thèse de Lavis).

Femme de soixante et onze ans. Petits signes de brightisme depuis dix ans. A l'entrée dans la clinique, dyspnée, urines pâles et albumineuses. Emphysème avec quelques râles à la base droite. Cœur hypertrophié, jugulaires dilatées. Œdème des membres inférieurs. Myosis accentué. Les purgatifs et les diurétiques ne donnent aucune amélioration. Dès la première injection de sérum rénal, grande amélioration, qui s'accentue après la deuxième et reste définitive après la troisième injection.

16 novembre. — Polyurie véritable, avec 30 grammes d'urée et albumine à l'état de traces. La guérison reste persistante.

OBSERVATION XI (J. Teissier).

Enfant de onze ans, préalablement albuminurique par intermittence. En décembre 1907, poussée de grippe durant huit jours ; dans le décours de l'infection, urines sanglantes puis œdèmes presque généralisés et troubles digestifs graves (vomissements, haleine ammoniacale). Etat semi-syncopal presque permanent ; défaillances incessantes, céphalées horribles, petites convulsions. Sérothérapie.

10 février 1908. — Amélioration complète ; encore un peu d'albumine dans les urines.

Avril 1908. — L'enfant part à la campagne en bonne santé.

5 décembre 1908. — Urine, 1.250; traces d'albumine; 7,58 de chlorure de sodium (soit 9,4 par 24 heures). Diurèse totale, 3.256; diurèse élaborée, 2.185. $\dfrac{\Delta}{\delta} = 1,53$. Quelques leucocytes dans le dépôt.

Septembre 1909. — Urine? Albumine 0,40; 10,53 de chlorure de sodium; 37,8 d'urée; phosphates 3 grammes, par litre. Diurèse totale de 1.980, diurèse élaborée de 1.413. $\dfrac{\Delta}{\delta} = 1,40$. Dans le dépôt ni cylindres ni éléments figurés.

Observation XII (Jarsaillon et Marotte d'Oran).

Garçon de vingt ans, brightique. OEdèmes généralisés; épanchements dans toutes les séreuses. Urine : 100 grammes par vingt-quatre heures, avec 70 grammes d'albumine au litre. Traitements ordinaires sans résultat. Sérothérapie. Après quinze jours, la diurèse égale 2 litres, en même temps disparition progressive des œdèmes, du bruit de galop, réduction de l'épanchement pleural. Après un mois, 0,50 d'albumine. En décembre 1910, la santé est complètement revenue.

Observation XIII

(J. Teissier, Communication à l'Académie de médecine, octobre 1908.)

Homme de soixante et onze ans, ayant eu une vie très active; depuis 1900, petits signes de brightisme. En août 1908, urémie manifeste (douleurs lombaires, faiblesse, tendances syncopales, agitation nerveuse, Cheyne-Stokes, myosis), cœur hypertrophié et bruit de galop. Gros disque d'albumine.

22 août. — Première injection de sérum rénal, suivie d'une amélioration légère. Cette amélioration s'accentue les jours suivants. Albumine diminuée des deux tiers. A la

suite de la deuxième injection, le malade fait une poussée d'urticaire qui se généralise au cou et aux membres, pendant cinq jours.

23 septembre. — Le malade se lève; il suit un régime sévère; il ne conserve que des traces d'albumine, un peu d'œdème le soir et une légère arythmie. Il a retrouvé toute sa lucidité.

Observation XIV

(Malade de M. le professeur Teissier.)

Marie G..., seize ans. En juillet 1907 et en avril 1908, crises urinaires graves. A partir d'août 1908, crises convulsives fréquentes.

25 novembre 1908. — Perte de connaissance avec Cheyne-Stokes et crises épileptiques vraies. OEdème généralisé, céphalée intolérable. Albumine, 4 à 9 grammes; imperméabilité rénale. Sérothérapie. En moins d'un mois l'albumine passe à l'état de traces et la diurèse moléculaire est parfaite : 1.500 centimètres cubes d'urine; urée, 18 grammes; diurèse totale, 3.690 et $\dfrac{\Delta}{\delta} = 1,67$.

3 mars 1910. — 1.500 centimètres cubes; albumine, 0,50; chlorure de sodium, 13,65; urée, 18,48. Diurèse totale, 4.780; diurèse élaborée, 2.200 et $\dfrac{\Delta}{\delta} = 2,17$. Cellules épithéliales.

Mai 1910. — Urine, 1.500 centimètres cubes; albumine, 0,50; chlorure de sodium, 7,95; urée, 7,59. Diurèse totale, 4.245; diurèse élaborée, 2.815 et $\dfrac{\Delta}{\delta} = 1,15$. Débris épithéliaux et quelques leucocytes.

OBSERVATION XV (inédite)

(Malade du service de M. le professeur Teissier.)

Poussée aiguë au cours d'une néphrite chronique.
Guérison. — Glycosurie phloridzique positive.

L..., Clovis, trente-quatre ans, parqueteur, est apporté à l'hôpital en plein coma.

Antécédents héréditaires. — Père mort tuberculeux; la mère est bien portante. Plusieurs frères ou sœurs atteints de tuberculose.

Antécédents personnels. — A cinq ans, scarlatine; à sept ans, rougeole. Nombreuses bronchites les hivers et sept fluxions de poitrine (?), la dernière il y a seize ans.

A été ajourné deux fois au conseil de revision pour faiblesse de constitution, la troisième année il a été pris. Aucune maladie au régiment. Alcoolisme léger (2 l. 5 de vin); il n'est pas marié et nie la syphilis.

Il se portait assez bien, mais depuis longtemps il a commencé à se sentir de plus en plus oppressé.

Depuis quinze jours, oppression vive, toux, œdèmes et enfin coma.

Actuellement léger œdème des membres inférieurs, infiltration œdémateuse des parois abdominale et thoracique; un peu de bouffissure de la face.

Aux poumons, sonorité normale, obscurité et quelques râles fins aux deux bases, pas d'épanchement. Bronchite diffuse, emphysème. Rien de net aux sommets.

Respiration accélérée et expectoration muqueuse.

Cœur : hypertrophié, pointe dans le VIe espace intercostal, galop présystolique très marqué. Pas de souffle.

Pouls très tendu. T A = 3₂ au sphygmomanomètre de Potain.

A l'abdomen, ascite assez nette; foie gros débordant les fausses côtes de trois travers de doigts. La rate n'est pas perçue.

Réflexes conservés ; pupilles inégales mais réagissant bien ; pas de myosis.

Urines ordinairement abondantes et fréquemment émises, actuellement rares, foncées, bouillon de bœuf, fortement albumineuses et contenant des cylindres granuleux.

10 mai 1911. — Saignée, théobromine. 20 centimètres cubes de sérum rénal. Analyse des urines peu satisfaisante.

11 mai. — Amélioration très évidente de la dyspnée, l'exorbitisme a diminué. Pouls à 96. TA = 19. On fait une nouvelle injection intra-veineuse de 10 centimètres cubes de sérum rénal.

12 mai. — Le malade a dormi et se sent bien mieux. Pouls à 108. TA = 22. Les signes objectifs restent les mêmes.

14 mai. — Nouvelle injection de 10 centimètres cubes de sérum de chèvre.

15 mai. — Amélioration manifeste, le malade a dormi la nuit, il accuse un mieux être sensible ; l'œdème diminue. Le galop est bien moins marqué. Pouls à 100. TA = 19. Dyspnée moindre. Râles de congestion aux deux bases pulmonaires.

Analyse des urines satisfaisante.

17 mai. — Injection de 10 centimètres cubes de sérum rénal.

19 mai. — L'amélioration se maintient ; nuit bonne, mais démangeaisons gênantes siégeant au niveau de la piqûre et sur la face interne des cuisses, où l'on constate des placards érythémateux.

20 mai. — Hier, après midi, le malade s'est senti la respiration plus gênée. Il présente aujourd'hui une cyanose intense de la face et des extrémités avec larges placards scarlatiniformes autour du cou, sur le thorax, sur la partie inférieure de l'abdomen et sur les jambes. Les fesses et la face postérieure du tronc sont relativement respectées ; sur ces plaques rouges sont parsemées des zones de coloration normale sous forme de taches arrondies ou de placards à

bords polycycliques. Par places surtout, au dessus du genou droit et autour du cou, ces taches sont surélevées, formant des plaques d'urticaire ; le prurit n'est pas très accusé.

Gonflement des jugulaires ; dyspnée. Pouls à 120.

Au cœur, à la base, galop, diastolique avec petit bruit bref systolique (peut-être frottement?). Pas d'œdème plus marqué des membres inférieurs.

Traitement : saignée de 300 grammes. Inhalation d'oxygène, révulsion précordiale.

21 mai. — Amélioration très sensible, dyspnée calmée, mais oligurie. On administre de la théocine.

22 mai. — Urines : 1 l. 5. Pouls 120. Les frottements perçus samedi 29 mai diminuent d'intensité, c'est à peine si l'on entend un bruit de va-et-vient dans la position assise. La dyspnée a disparu, de même que l'urticaire ; un peu d'œdème des membres inférieurs.

23 mai. — Bruit de galop à peine ébauché; le frottement péricardique n'est plus perçu. Aux poumons, râles de congestion moins confluents.

26 mai. — Le malade avait encore ces jours passés un peu d'œdème des bourses et des malléoles, un galop à peine perceptible et un peu de pectoriloquie aphone. L'état du sujet est le même aujourd'hui.

21 mai. — L'analyse des urines est satisfaisante.

1er juin. — OEdème des bourses et du tissu cellulaire de la région sus-hyoïdienne. Pouls à 84. Râles aux extrêmes bases, surtout à droite.

2 juin. — Injection de 10 centimètres cubes de sérum rénal.

6 juin. — OEdèmes toujours les mêmes. Pouls à 88. TA = 19. Quelques rhonchus dans la poitrine se sont surajoutés aux signes précédents.

8 juin. — Depuis hier soir, à 10 heures, insomnie et céphalée ; hier, accès de dyspnée légère pendant deux heures. Aujourd'hui le malade se plaint de tousser davan-

tage; la face est un peu cyanosée ; toujours les mêmes œdèmes. Pouls à 117. TA = 19.

Au cœur : bruit de galop léger ; petit souffle extra-cardiaque. On prescrit une potion thébaïque.

12 juin. — La température, qui s'était légèrement élevée le 9, est redevenue normale. Pouls à 100. Pas de dyspnée; l'œdème ne change pas malgré l'administration de théobromine.

15 juin. — L'œdème prétibial a disparu, celui des bourses a diminué; il en persiste aux paupières.

Nuit bonne. Pouls à 112. Urine : 4 litres. Disque épais d'albumine. On continue la théobromine.

19 juin. — Le malade mange un peu de poulet depuis le 17. Il prend toujours de la théobromine.

L'œdème tend à disparaître. Pouls à 110.

Aux poumons signes d'emphysème, mais les bases sont dégagées.

20 juin. — Epreuve de la phloridzine positive. Albumine : 1 gramme.

21 juin. — Céphalée depuis hier soir, nuit un peu agitée, toujours œdème aux malléoles; ébauche de galop. Pouls à 110. TA = 20,5. On pratique une injection de 10 centimètres de sérum rénal.

23 juin. — Plus de céphalée, œdème léger aux bourses et au dos du pied. Le siège de la piqûre, qui hier était douloureux, est redevenu indolore. Le malade prend encore de la théobromine.

26 juin. — L'analyse des urines montre de l'amélioration.

28 juin. — L'amélioration est persistante. Le malade dort profondément toute la nuit; pas d'agitation, mais au contraire sensation de bien être. Plus de céphalée ou seulement très légère et par intermittences. Plus de dyspnée. L'œdème a complètement disparu. Au cœur, rien à signaler, si ce n'est un second bruit un peu éclatant. TA = 17,5. Aux poumons, signes d'emphysème et de bronchite chronique, mais les bases sont normales.

29 juin. — Injection de 10 centimètres cubes de sérum de chèvre.

1er juillet. — Analyse des urines.

4 juillet. — Nouvelle injection de 10 centimètres cubes de sérum.

12 juillet. — Analyse des urines.

19 juillet. — Le malade, qui a repris le régime commun, est envoyé en convalescence à Longchêne.

Urines des vingt-quatre heures.

10 mai. — 20 centimètres cubes de sérum; quantité d'urine, 300 centimètres cubes; 4,8 d'albumine; 1,12 de chlorure de sodium; 5,25 d'urée; diurèse totale, 537; diurèse élaborée, 423. $\dfrac{\Delta}{\delta} = 1,25$. Dans le dépôt, nombreux leucocytes, cylindres granulo-graisseux.

15 mai. — 1.600 centimètres cubes; 0,96 d'albumine; 4,67 de chlorure de sodium et 12,64 d'urée; dépôt peu abondant, débris épithéliaux.

27 mai. — 2.000 centimètres; 1 gramme d'albumine; 6,32 de chlorure de sodium; 18,30 d'urée; dépôt nul.

26 juin. — 2.600 centimètres cubes; 3,9 d'albumine; 18,92 de chlorure de sodium. 21,06 d'urée; diurèse totale, 2.556; diurèse élaborée, 1.261. $\dfrac{\Delta}{\delta} = 2,03$. Dépôt nul.

1er juillet. — 1.900 centimètres cubes; 4,88 de chlorure de sodium; 28,21, d'urée; diurèse totale, 24,21; diurèse élaborée, 1.908. $\dfrac{\Delta}{\delta} = 1,28$.

12 juillet. — 2.300 centimètres cubes; 2,3 d'albumine; 11,96 de chlorure de sodium; 24,51 d'urée. Diurèse totale, 3.345; diurèse élaborée, 2.019. $\dfrac{\Delta}{\delta} = 1,66$. Dépôt nul.

L'examen des observations qui précèdent, nous montre combien les poussées aiguës, au cours des néphrites chroniques, peuvent être favorablement influencées par les injections de sérum rénal. Remarquons en passant que les cas, où la réaction à la phloridzine est positive, ont le plus bénéficié du traitement sérique.

CHAPITRE III

NÉPHRITES CHRONIQUES

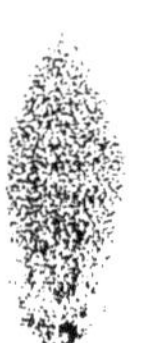

OBSERVATION XVI (thèse de Lavis).

Chanoine X..., quarante-neuf ans, brightique. Angoisse extrême ; œdèmes, dyspnée ; cœur dilaté ; poitrine encombrée de râles fins. Le traitement cardio-tonique et diététique amènent une certaine détente, puis l'état reste stationnaire. Injections de sérum rénal. Les urines subissent des modifications plutôt défavorables ; la dyspnée s'améliore. Les jours suivants, les faits reviennent aux conditions initiales ; cependant la dyspnée est considérablement diminuée. A ce moment, ce sujet contracte une pneumonie dont il meurt.

OBSERVATION XVII

(Malade de la clinique de M. le professeur Teissier.)
M.:. Thérèse, quarante-huit ans, plumassière, entre le 6 janvier 1910.

Antécédents héréditaires peu importants. Personnellement, rougeole à cinq ans, coxalgie à trente-cinq ans. En 1905 angine, et, depuis 1906, dyspnée progressive avec crises nocturnes. En 1907, bourdonnements d'oreilles, brouillards devant les yeux, dyspnée, œdème, polyurie nocturne, albuminurie. En octobre 1909, signes de tuberculose pulmonaire ; au cœur, bruit de galop et léger souffle systolique de la pointe. Tension artérielle : 25 au Vaquez,

Neuro-rétinite double. En novembre 1909, albumine : 1 gramme. Glycosurie phloridzique légère ; en décembre, plusieurs crises d'œdème aigu du poumon. Traitement par la néphrine. La sérothérapie est instituée le 11 janvier 1911, la formule urinaire s'améliore légèrement, mais les crises d'œdème aigu du poumon se rép tent le 15, le 23 et le 26 janvier, puis elles deviennent subintrantes et la malade meurt le 9 février.

OBSERVATION XVIII

(Malade de la clinique de M. le professeur Teissier.)

L... Benoîte, cinquante et un ans, entre le 9 octobre 1908. Aucun antécédent important. Depuis trois ans, albuminurie avec, de temps à autre, des œdèmes ; il y a un mois et demi, insomnie, épistaxis, cauchemars ; depuis cinq jours, délire et crises nerveuses (cris, balancement de la tête, raideur généralisée sans secousses convulsives).

La nuit de son entrée, agitation vive et hallucinations.

A l'examen : malade pâle, dyspnéique, troubles de la vue, sans myosis ; léger bruit de galop cardiaque ; épanchement dans la plèvre gauche. Gros foie. Urines pâles, 500 grammes ; gros disque d'albumine et 2 gr. 3 de chlorure de sodium au litre.

11 octobre. — Agitation nocturne et hallucinations. Le matin, amnésie et hébétude. 18 centimètres cubes de sérum rénal.

12 octobre. — Nuit un peu meilleure, mais encore quelques hallucinations. Respirations = 44. Urine, 400 gr. Grosse albuminurie ; 3 gr. 5 de chlorure de sodium et 19,5 d'urée au litre ; quelques cylindres granuleux et quelques hématies.

15 octobre. — 15 centimètres cubes de sérum rénal le 13. Dyspnée un peu moindre (34 R.). Subdélire. Nausées. 500 grammes d'urine.

29 octobre. — Etat stationnaire jusqu'au 25. Depuis

trois jours, dyspnée plus vive. Epanchement pleural plus abondant. Galop droit très accusé. Délire. Mort le 3o février.

Autopsie. — Rein droit congestionné, sans grosses lésions ; rein gauche (8o gr.) cicatriciel, granuleux, avec adhérences à la capsule ; par places, la couche corticale est absolument atrophiée.

Observation XVIII (inédite)
(Due à l'obligeance du Dr Lucien Thévenot.)

Homme de cinquante-cinq ans. Depuis le début de mai, urines troubles qui font découvrir une hématurie. Régime lacté. Faiblesse persistante. Urine : 1.75o centimètres cubes ; albumine : o,85 par vingt-quatre heures ; 15,99 d'urée ; 9,41 de chlorure de sodium ; diurèse totale 1.417 : diurèse élaborée, 771. $\dfrac{\Delta}{\delta} = 1,84$

12 juin. — Aucun trouble viscéral, ni circulatoire. Pas d'œdème. Digestions lentes ; sensation parfois d'haleine ammoniacale. Hématurie et cylindrurie. Urine : 2.3oo centimètres cubes, sans albumine ; 9,89 de chlorure de sodium ; diurèse totale : 2.59o ; diurèse élaborée : 1.55 1. $\dfrac{\Delta}{\delta} = 1,45.$

Repos et lait. Diminution de l'hématurie. Les derniers jours de juin, encore de nombreux globules, même sans centrifugation, quelques cylindres ; albumine à o,5o au plus, la faiblesse persiste.

Sérothérapie le 2 et le 4 juillet. L'albumine diminue de moitié. Troisième injection le 7. Le 9, grande amélioration ; augmentation .des forces ; les urines ne paraissent pas hémorragiques, macroscopiquement du moins ; microscopiquement, quelques globules rouges, quelques cylindres ; disque très mince d'albumine. Erythème à la piqûre. Quatrième injection le 9 juillet ; éruption urticarienne, bien que le malade ait pris du citrate de calcium depuis une douzaine de jours.

Cinquième injection le 11 juillet : urticaire généralisé pendant deux jours. Le 16 juillet le malade se lève, se sent beaucoup plus fort. Les urines sont claires ; le culot de centrifugation contient quelques rares hématies, pas de cylindre, pas d'albumine.

Observation XIX (inédite)

(Malade de la clinique de M. le professeur Teissier.)

Néphrite chronique type interstitiel. — Pas d'amélioration sensible. — Glycosurie phloridzique négative.

C..., Alexis, vingt-cinq ans, employé, entre à l'Hôtel-Dieu le 29 mars 1911.

Antécédents héréditaires. — Père âgé de quarante-six ans, atteint depuis dix ans d'une cyphose progressive, douloureuse par instants, sur laquelle le malade ne peut donner d'autres détails. Mère morte à quarante-neuf ans d'un cancer de l'estomac. Frères ou sœurs au nombre de quatre, tous bien portants sauf un qui est rhumatisant.

Antécédents personnels. — Pas de maladie dans l'enfance. Au régiment, néphrite à la suite d'un refroidissement, s'accompagnant d'anasarque pendant une quinzaine de jours ; après un séjour à l'hôpital militaire, l'albumine disparaît. Le malade prend à ce moment une rougeole bénigne qui ne ramène pas l'albuminurie.

20 juillet 1910. — Il entre à l'hôpital Saint-Pothin pour diverses manifestations syphilitiques ; l'interrogatoire permet de retrouver l'anamnèse de l'accident primitif au mois de février 1910 (chancre de la rainure balano-préputiale). A ce moment, le malade ne présente pas d'albumine dans ses urines et il est mis au traitement mercuriel.

7 décembre 1910. — Il est revu à la consultation ; ses urines présentent, par l'addition d'acide azotique, un gros disque d'albumine. Pour se rendre compte de cette albuminurie on institue le régime protoioduré (pendant quatre jours). L'albuminurie n'ayant pas diminué, le malade

entre à l'hôpital le 16 décembre 1910. A ce moment,
1 gramme d'albumine, œdème, céphalée diurne et nocturne;
accidents syphilitiques. On institue le traitement mercuriel et ioduré jusqu'au 17 janvier 1911, mais l'albumine
urinaire augmente (2 grammes).

18 janvier. — Injection intraveineuse de 45 centigrammes
de 606; l'injection est bien supportée, l'albumine n'a pas
augmenté (1,5 le 20 janvier, 1 gramme le 21, mais
11 grammes le 22 et 16 grammes le 23). Cependant le
cœur est normal,

2 mars. — Le malade quitte Saint-Pothin guéri de ses
accidents spécifiques et n'ayant que 50 centigrammes à
1 gramme d'albumine dans ses urines.

29 mars. — Ne pouvant continuer le travail, il entre à
l'Hôtel-Dieu; il souffre de douleurs lombaires et de céphalées; il présente de la cryesthésie, de la pollakiurie, la
sensation de doigt mort et parfois des crampes. Ebauche de
galop au cœur, pouls à 60, TA = 17 au Potain. Urines
abondantes (2.500 centimètres cubes), claires, contiennent
de l'albumine (un disque d'1 centimètre d'épaisseur) séro-
globuline, non acéto-soluble. Rien aux autres appareils.
Traitement : tanin à l'alcool, 2 grammes. Pointes de feu à
la nuque. Arséniate de fer, 2 milligrammes.

1er mai 1911. — Le malade souffre toujours de céphalée
et d'œdèmes fugaces. Analyse d'urine, 1 gramme d'albumine au litre. L'épreuve de la glycosurie est négative.

9 mai. — Examen du sang. Pouls à 80. Pas de galop.

11 mai. — Injection de 10 centimètres cubes de sérum
de chèvre.

18 mai. — Urticaire et prurit au niveau de la piqûre pendant quelques jours apparaissant le matin et disparaissant
l'après-midi. Aucune modification sensible des symptômes.

19 mai. — Injection de 10 centimètres cubes de sérum
rénal.

24 mai. — Le malade a présenté ces jours passés un
urticaire occupant la partie inférieure de l'abdomen et le

bras droit; l'éruption plus confluente a gagné ensuite les avant-bras et les bras. Ce matin elle est généralisée (énanthème des muqueuses conjonctivale et buccale). Le malade a mal dormi cette nuit; il présente ce matin un peu de bouffissure de la face, avec larmoiement et picotements des paupières. Température à 38°2.

2 juin. — Après administration de quinine et des infusions de pavot, tout est rentré dans l'ordre. Analyse d'urine. Nouvelle injection de 10 centimètres cubes de sérum rénal.

17 juin. — Pas grande modification. On permet au malade un peu de jambon.

21 juin. — Epreuve de la phloridzine négative. Albumine 5o centigrammes, injection de 10 centimètres cubes de sérum de chèvre.

22 juin. — Céphalée, douleur au point de la piqûre, légère infiltration œdémateuse sensible à la pression, légère rougeur. Le malade ne se sent pas d'appétit (il est mis au régime ordinaire), pain sans sel.

23 juin. — Céphalée et anorexie ont disparu.

29 juin. — Nouvelle injection de 10 centimètres cubes de sérum rénal.

3o juin. — Anorexie, un peu de diarrhée et de coliques depuis hier à 3 heures de l'après-midi. Essoufflement léger; légère gêne de la vue à l'œil gauche. Pouls : 92. Les urines ont un volume de 5oo centimètres cubes mais le malade en a perdu en allant à la selle.

2 juillet. — Le malade va tout à fait bien, son appétit est revenu. Analyse d'urine.

Tableau des urines (vingt-quatre heures):

1er mai. — 2.4oo centimètres cubes ; 2,4 d'albumine ; 5,32 de chlorure de sodium ; 16,2 d'urée ; 1,68 de phosphates ; diurèse totale, 1.9o5 ; diurèse élaborée, 1.55i.

$\frac{\Delta}{\delta} = 1,28$. Dans le dépôt: cellules, leucocytes, pas de cylindres.

26 mai. — 2.000 centimètres cubes ; traces d'albumine ; 8,3 de chlorure de sodium ; 21,6 d'urée; 1,24 de phosphates ; diurèse totale, 2.609 ; diurèse élaborée, 1.768. $\dfrac{\Delta}{\delta} = 1,36$. Cellules épithéliales, urates, leucocytes.

26 juin. — 2.500 centimètres cubes ; 2,25 d'albumine; 6,27 de chlorure de sodium ; 22,27 d'urée ; 2,02 de phosphates ; diurèse totale, 2.394 ; diurèse élaborée, 1.716. $\dfrac{\Delta}{\delta} = 1,28$. Cellules épithéliales et leucocytes.

1ᵉʳ juillet. — 900 centimètres cubes ; 1,08 d'albumine ; 3,33 de chlorure de sodium ; 18,54 d'urée ; 1,37 de phosphates ; diurèse totale, 1.401 ; diurèse élaborée, 1.113 . $\dfrac{\Delta}{\delta} = 1,26$. (Le malade a de l'uréthrite chronique.) Dans le dépôt : cellules et leucocytes.

OBSERVATION XX (inédite)

(Malade du Service de M. le Dʳ Barjon.)

Néphrite chronique interstitielle. — Pas d'amélioration sensible. — Glycosurie phlorydzique négative

R... Pierrette, quarante-huit ans, dévideuse, à Lyon. — A l'âge de quatre ans, elle a eu la scarlatine; à quatorze ans, crise avec perte de connaissance à la suite d'une contrariété ; à vingt-deux ans, bronchite, et depuis elle tousse parfois les hivers.

En 1894, elle fait un premier séjour à l'hôpital pour de a faiblesse et des douleurs des jambes ; après avoir été mise au régime lacté plusieurs fois elle sort améliorée.

En 1906, attaque avec ictus sans perte de connaissance complète, aphasie et hémiplégie droite pendant quatre jours; dans la suite, elle conserve de la faiblesse du côté droit et de la pollakiurie pendant environ un an.

En décembre 1908, elle eut un étourdissement ; un mé-

decin porta le diagnostic de crises convulsives d'urémie ;
depuis, la parole est embarrassée, la marche est gênée, la
malade éprouve de la céphalée et des vertiges. A ce moment
les réflexes rotuliens sont exagérés (clonus de la rotule et trépidation épileptoïde), les réflexes cornéen et pharyngien sont
intacts. Hyperesthésie surtout aux extrémités, douleur à la
pression dans les flancs, sur les seins et au niveau de la cage
thoracique. Parole très gênée. Pas d'amnésie. L'acuité visuelle
est diminuée. Inégalité pupillaire. Au cœur, choc énergique
de la pointe, premier bruit un peu éclatant et continué par un
souffle qui s'entend encore dans la région mésocardiaque et
très peu dans l'aisselle. Aux poumons, un peu d'obscurité
dans la fosse sus-épineuse gauche. Rien à l'abdomen. —
Urines albumineuses rares depuis un mois. Le 18 mars
1909, elle quitte l'hôpital améliorée ; elle urine 2 litres en
moyenne, mais elle conserve un disque assez épais d'albumine ; l'état des différents appareils reste à peu près le même
sauf les pupilles qui sont redevenues égales.

Jusqu'en décembre 1910, la dame R... se porte relativement bien ; à cette époque, à la suite d'ingestion d'un peu
de viande, elle éprouve tout à coup de l'obscurcissement de
la vue, des vomissements, puis tout rentre dans l'ordre.

En juillet 1911, apparaissent progressivement de l'essoufflement, des vertiges et des troubles de la vue. La malade
se décide à entrer à l'hôpital.

5 octobre. — Les symptômes sont à peu près les mêmes
qu'en 1908 : parole traînante, incompréhensible par mo-
ments ; réflexes exagérés avec ébauche de trépidation épileptoïde du pied, sans clonus de la rotule. Hyperesthésie aux
extrémités. Pupilles paresseuses, surtout du côté gauche.
Au cœur, souffle systolique de la pointe suivant le premier
bruit qui est claqué. Radiale dure, tension artérielle assez
forte. Aux poumons, submatité du sommet gauche en
arrière, respiration diminuée dans son ensemble sans signes
surajoutés ; quelques râles à la base droite. Les urines, d'un
volume de 1.500 centimètres cubes environ, contiennent un

gros disque d'albumine. Un peu d'œdème du dos du pied et des chevilles.

Examen radioscopique : gros cœur globuleux, hypertrophie du ventricule gauche, pas de retentissement sur les oreillettes. Obscurité des deux sommets, principalement le gauche.

10 octobre. — Injection de 10 centimètres cubes de sérum de la veine rénale.

11 octobre. — Au niveau de la piqûre, rougeur et prurit; douleur en ceinture dont le siège principal est dans la région lombaire.

14 octobre. — Le tableau clinique est resté à peu près le même ; la malade a moins bien dormi cette nuit à cause d'une céphalée légère.

16 octobre. — Injection de 10 centimètres cubes de sérum rénal.

19 octobre. — Les vertiges ont disparu mais toujours démangeaisons et faiblesse.

26 octobre. — Injection de 10 centimètres cubes de sérum de la veine rénale. L'œil droit présente du larmoiement, un peu de photophobie ; la sclérotique est hypérémiée et tachetée de petites ecchymoses dans sa partie la plus externe; la douleur à la pression à ce niveau est très vive.

30 octobre. — Toujours les mêmes troubles visuels. La malade a grand appétit, on la met au régime déchloruré. La tension artérielle semble toujours assez élevée.

4 novembre. — Teinte subictérique de la conjonctive droite ; les forces sont plus grandes mais les différents symptômes restent immuables.

7 novembre. — Injection de 10 centimètres cubes de sérum de la veine rénale. L'état de la malade ne semble pas être amélioré.

14 novembre. — L'épreuve de la glycosurie phloridzique se montre négative. Nous suspendons le traitement sérothérapique.

Tableau des urines (par vingt-quatre heures).

7 octobre. — 1.300 centimètres cubes ; 2,4 d'albumine ; 4 grammes de chlorure de sodium ; 12,78 d'urée ; 1,17 de phosphates.

13 octobre. — 2.300 centimètres cubes ; 1,8 d'albumine ; 6,8 de chlorure de sodium ; 10,44 d'urée ; 0,48 de phosphates.

19 octobre. — 2.420 centimètres cubes ; 2,42 d'albumine ; 9,6 de chlorure de sodium ; 10,45 d'urée ; 0,46 phosphates ; diurèse totale 2.420 ; diurèse élaborée : 1.043. $\frac{\Delta}{\delta} = 2,22$. Dans le dépôt, débris de cylindres. Pas de globules.

25 octobre. — 1.900 centimètres cubes ; 1,9 albumine ; 7,08 chlorure de sodium ; 15,39 urée ; 1,08 de phosphates ; diurèse totale, 2.159 ; diurèse élaborée, 1.176. $\frac{\Delta}{\delta} = 1,82$. Dépôt : pas de cylindres, très rares leucocytes.

30 octobre. — 2.400 ; 2,88 albumine ; 8,96 chlorure de sodium ; 13,60 urée ; 1,32 phosphates ; diurèse totale, 2.945 ; diurèse élaborée, 1.159. $\frac{\Delta}{\delta} = 2,53$.

4 novembre. — 2.500 ; 2,5 d'albumine ; 4,57 de chlorure de sodium ; 12,47 d'urée ; 0,75 de phosphates ; diurèse totale, 1.847 ; diurèse élaborée, 1.203. $\frac{\Delta}{\delta} = 153$.

9 novembre — 1.560 ; 2,18 d'albumine ; 2.91 de chlorure de sodium ; 10,93 d'urée ; 0,45 de phosphates ; diurèse totale, 1.837 ; diurèse élaborée, 1.476. $\frac{\Delta}{\delta} = 1,29$.

14 novembre. — 1.560 ; 2,18 d'albumine ; 3,01 de chlorure de sodium ; 13,26 d'urée ; 1,27 de phosphates ; diurèse totale, 1.729 ; diurèse élaborée, 1.307. $\frac{\Delta}{\delta} = 1,32$.

22 novembre. — 1.850 ; albumine (?) ; 2,03 de chlorure de

sodium ; 13,73 d'urée ; diurèse totate, 1.804 ; diurèse élaborée, 1.624. $\dfrac{\Delta}{\partial} = 1,16$.

OBSERVATION XXI (thèse de de Lignerolles).

Femme de soixante-deux ans; depuis six mois lassi-
tude, dérobement des jambes, vertiges et absences ; hémi-
parésie droite, avec troubles de la parole. A l'entrée,
mêmes symptômes et, en outre, bruit de galop cardiaque ;
grosse albuminurie. Le régime lacté exclusif ne donne
aucune modification. On injecte 20 centimètres cubes de
sérum, suivis de vive réaction et d'insomnie; deux jours
après l'amélioration se manifeste; elle se continue dans la
suite. Albumine à l'état de traces ; toxicité urinaire auparavant exagérée redevient normale ainsi que l'élimination.

OBSERVATION XXII (thèse de Messina Maggio).

Jeune homme de dix-huit ans, très probablement syphi-
litique, depuis quelque temps abattement, céphalée violente,
œdèmes. Urines rares et albumineuses. Le régime déchloruré amène une certaine amélioration ; cependant encore
léger œdème des membres inférieurs ; urine de quantité
moyenne avec 2 grammes d'albumine et abaissement du
taux des différents éléments urinaires. Après trois injections
de sérum l'état du malade est satisfaisant ; l'amélioration
paraît définitive. Pourtant les accidents reparaissent ; on
recommence la sérothérapie, qu'une violente poussée d'urticaire oblige à suspendre ; on la reprend bientôt et le
malade est définitivement guéri.

Observation XXIII (inédite)

(Malade de la clinique de M. le professeur Teissier.)

*Néphrite chronique type parenchymateux. — Glycosurie
phloridzique positive. — Amélioration.*

A.-A. F..., dix-huit ans, domestique.

Antécédents héréditaires. — Père alcoolique mais bien
portant. Mère morte il y a cinq ans, à trente ans, d'une
affection abdominale (fibrome utérin ?). Pas de frère, une
sœur de dix-sept ans qui se porte bien.

Antécédents personnels. — A douze ans, une angine et
depuis poussée d'angine chaque année.

A quatorze ans, rougeole. Elle a eu une frayeur. Depuis
1909 elle présente des mouvements gesticulatoires.

En septembre 1910 elle a été soignée à Saint-Pothin ; on
lui a trouvé de l'albuminurie.

Réglée depuis l'âge de seize ans, ses pertes menstruelles
sont très peu abondantes et très irrégulières.

Elle n'est pas mariée.

Depuis cinq ans environ elle aurait ressenti des étour-
dissements fréquents, s'accompagnant de céphalées atroces
et de nausées, de bourdonnements d'oreilles, de scotomes
visuels ; elle aurait éprouvé de la dyspnée d'effort : jamais
d'œdème, constipation. Son aspect a toujours été médiocre.

Actuellement on note de l'instabilité motrice avec mouvements marqués de la face et des membres inférieurs, peu
nets aux mains ; ces mouvements ne sont pas habituels ; ils
sont exagérés quand on examine la malade.

Il y a plusieurs jours elle a eu une aphonie complète qui
a disparu ; l'état mental est bizarre, la malade rit et pleure
à propos de rien ; elle s'émeut facilement.

Rien de particulier aux poumons, au cœur et à l'abdomen.

Les réflexes sont un peu exagérés (rotulien et plantaire).

Pas de Babinski. Réflexes cornéen et pharyngien conservés; pas d'ovarie. Zones d'hyperesthésie en quelques points (jambe droite).

Pouls à 88, sans caractère particulier. Tension $= 14$.

Urine fortement albumineuse, pas de polyurie.

24 janvier 1911. — Analyse des urines. Glycosurie phloridzique très positive. La malade est au régime maigre et au bromure de potassium.

4 février. — La malade quitte l'hôpital sur sa demande à peu près dans le même état qu'à son entrée.

Elle revient à l'hôpital, le 14 avril 1911. Urines de volume moyen, albumine, 0,30, le culot contient des débris de cylindres et des globules sanguins.

15 avril. — Injection de 10 centimètres cubes de sérum rénal.

28 avril. — Nouvelle injection de 10 centimètres cubes de sérum. La séro-réaction tuberculeuse est positive au 1/5, au 1/10 et au 1/15 : l'intradermoréaction est très positive.

5 mai. — Traces d'albumine (cependant un peu plus le soir que le matin); les urines du soir sont plus colorées et plus uratiques.

8 mai. — Réaction de Wasserman négative. Epreuve de la phloridzine positive.

17 mai. — Nouvelle injection de 10 centimètres cubes de sérum de chèvre.

27 mai. — La malade n'a présenté aucune modification clinique, analyse d'urine satisfaisante. $V = 800$ centimètres cubes, mais la malade perd une partie des urines.

30 mai. — Analyse d'urine encore améliorée. Albumine à l'état de traces. La malade quitte l'hôpital sur sa demande.

Tableau des urines (par vingt-quatre heures), obser-vation XXII.

24 janvier. — 500 centimètres cubes ; albumine, 0,25 ; chlorure de sodium, 3,66 ; urée, 8,1 ; phosphates, 0,83 ; diurèse totale, 1.613 ; diurèse élaborée, 1.191. $\dfrac{\Delta}{\delta} = 1,35$.

Dépôt peu abondant contenant des cellules urinaires et des urates.

27 mai. — 800 centimètres cubes (?) ; albumine, traces ; chlorure de sodium, 5, 7 ; urée, 15,2 ; phosphates, 0,92.

30 mai. — 1.500 centimètres cubes ; traces d'albumine ; chlorure de sodium, 18,15 ; urée, 23,25 ; phosphates, 1,99 ; diurèse totale, 3.537 ; diurèse élaborée, 2.393. $\dfrac{\Delta}{\delta} = 1,48$.

Dépôt nul.

De l'examen minutieux des observations précédentes, il résulte que l'action du sérum rénal apparaît plus manifestement dans les néphrites chroniques du type parenchymateux que dans les néphrites chroniques du type interstitiel ; ici encore, dans les cas de glycosurie, la sérothérapie a donné les meilleurs résultats ; les cas où l'épreuve est restée négative ou douteuse n'ont pas été sensiblement améliorés.

CHAPITRE IV

CARDIOPATHIES AVEC REIN CARDIAQUE

OBSERVATION XXIV (thèse de Messina Maggio).

Femme de soixante-dix ans : depuis un an, secousses dans les jambes, céphalée, sensation de doigt mort, urine trouble.

22 avril 1910. — OEdème généralisé, dyspnée et cyanose, subictère. Cœur à matité élargie, frémissement. Pouls petit et arythmique. Obscurité aux deux bases pulmonaires. Dès le lendemain, hématurie et pouls filiforme. Les stimulants et la théobromine améliorent la malade ; puis les symptômes s'aggravent. Après deux jours d'attente on fait une injection de 20 centimètres cubes de sérum rénal, la formule urinaire s'améliore de même que l'état général. Mais le 2 mai elle meurt d'insuffisance myocardique.

OBSERVATION XXV (thèse de Messina Maggio).

Femme de trente-cinq ans, ayant eu déjà il y a huit ans des accidents rénaux. Actuellement sujet à figure bouffie, œdème des paupières et des membres inférieurs. Au cœur, souffle systolique très net de la pointe et renforcement du deuxième bruit pulmonaire. Légère submatité aux bases pulmonaires avec quelques râles sous-crépitants. Albuminurie et cylindrurie. La sérothérapie modifiant heureusement les urines, la malade voit ses phénomènes toxiques disparaître ; l'amélioration va s'accentuant. Malheureusement la malade suspend la sérothérapie.

Observation XXVI (thèse de Messina Maggio).

Femme de trente-huit ans, porteuse d'une insuffisance mitrale ; il y a six ans, elle a présenté des douleurs en ceinture, de la céphalée tenace, des vomissements et des œdèmes généralisés avec urines rares et sanguinolentes. Depuis, cinq crises de coma urémique ; la dernière, il y a sept jours. Actuellement Cheyne-Stockes ; épanchement pleural ; albuminurie et cylindrurie. Sérothérapie. Disparition des accidents urémiques.

Observation XXVII (inédite)
(Due à l'obligeance du Dr Lucien Thévenot.)

B..., soixante-quatorze ans. En 1871, pleurésie gauche accompagnée d'anasarque et de dyspnée extrême. Se plaint du cœur depuis une vingtaine d'années. Jamais d'œdème. Grippe il y a quatre ans. Depuis ce moment, hypertension, polyurie, albuminurie ; de temps en temps, dyspnée et œdème qu'on soignait par la théobromine et la digitale.

Dans l'hiver 1910-1911, grippe sérieuse pendant trois mois : grosse dyspnée, bronchite diffuse, point pleurétique. Phénomènes d'intoxication rénale.

Nouvelle rechute cet hiver ; et depuis, dyspnée, bronchite diffuse avec emphysème, un peu de congestion des bases. Gros cœur avec souffle systolique persistant à la pointe, se propageant vers l'aisselle. Arythmie. OEdème des jambes par périodes, œdème sous-conjonctival fréquent. TA — 19. Jugulaires gonflées. Céphalée et myosis. Un peu d'oligurie par époques, en général polyurie. Foie gros. Pas de troubles intestinaux sauf de l'anorexie.

Depuis un mois, faiblesse plus accusée ; tendance à la cachexie, teint pâle.

Actuellement il se plaint surtout d'une dyspnée nocturne violente que la digitale, la diurétine, les purgatifs, les ventouses, la révulsion, ne soulagent plus.

18 novembre. — Injection de sérum (10 centimètres cubes). Peu d'effet. Dans la suite, le malade ne veut plus de piqûre. Digitaline (1 milligramme pendant 3 jours). Pas d'amélioration sensible. Sangsue. Saignée faible. Peu de résultat.

26 novembre. — Nuit mauvaise, dyspnée incessante, toux, agitation, coliques et vomissements. Hier diarrhée. .

On administre 10 centimètres cubes de sérum rénal; l'iodure de caféine et sangsues.

28 novembre. — Malade assez calme, nuits meilleures; la dyspnée continue; un peu de fièvre; bronchite diffuse, quelques céphalées, toujours du myosis; digestions très lentes.

30 novembre. — Malade assez amélioré; respiration plus aisée; nuits meilleures, le malade peut dormir quelques heures. Il s'alimente un peu (potages maigres, jaune d'œuf). Pas de nausées ni de vomissements. Cœur encore arythmique, peu accéléré.

Nouvelle injection de 10 centimètres cubes de sérum rénal.

2 décembre. — Douleur vive dans la paroi abdominale, au siège de la piqûre, extrêmement violente au dire du malade. Un peu de rougeur. Œdème en bande. Urticaire des membres léger.

Etat stationnaire; le malade ne s'alimente pas; ni faim ni soif. Pouls assez régulier; l'œdème des jambes a un peu augmenté.

6 décembre. — Dyspnée très améliorée, tendance à la somnolence; reprise de l'appétit.

Cœur assez régulier, les œdèmes sont stationnaires. Le malade peut rester couché plusieurs heures la nuit.

Urine : albumine 0,60. Urée, 20,92 ; chlorure de sodium, 2,10 ; phosphates, 0,75 ; le culot contient quelques leuco-cytes.

Observation XXVIII (inédite)

(Due à l'obligeance de M. le professeur agrégé A. Cade.)

G..., quarante-quatre ans. Pas d'antécédents; pas de syphilis. Découverte fortuite de l'albumine en fin septembre 1911 (0,35 en moyenne). Amaigrissement, perte des forces, insomnie, dyspnée facile, fatigue au cours de la lecture.

20 octobre. — Pâleur; pas d'œdème. Gros cœur avec galop. TA = 19 à 20. Rien aux poumons. Urines pâles, abondantes, sans sucre, avec disque net d'albumine.

30 octobre. — Urine, 3.002. Par vingt-quatre heures : urée, 10,75; chlorure de sodium, 5,05; phosphates, 2,70; albumine, 1,60 (globuline, nitro-soluble, non reprécipitable (albuminose). Diurèse totale, 2.090. Diurèse élaborée,

$$1.716. \frac{\Delta}{\delta} = 1,20.$$

2 novembre. — Depuis trois ou quatre jours, état plus grave; légère bronchite avec fièvre, dyspnée par accès; troubles oculaires plus marqués, excitations cérébrales, rêvasseries nocturnes.

6 novembre. — Le malade a reçu trois injections de 10 centimètres cubes de sérum. Amélioration remarquable dès la deuxième injection.

10 novembre. — Légère amélioration de l'état général; rêvasseries, somnolence alternant avec de l'agitation; troubles visuels (myosis, brouillards, déformation des objets). Troubles digestifs (constipation, ballonnement, dégoût, nausées). Crises d'angoisse. Quelques râles fins à la base droite, crachats gommeux, quelquefois rouillés. Toujours de la polyurie (2.500 à 3.000).

Urine, 3.000; albumine, 1,50; urée, 29,86; chlorures, 3,15; phosphates, 3,45; diurèse totale, 1.693; diurèse élaborée, 1.409. $\frac{\Delta}{\delta} = 1,18$. La glycosurie phloridzique est négative.

17 novembre. — Etat stationnaire. OEdèmes jusqu'au genou. Dyspnée moindre, insomnie malgré le pantopon et la morphine.

27 novembre. — Urine, 2.450; albumine, 0,98; urée, 26,46; chlorure de sodium, 0,20; phosphates, 1,63; diurèse totale, 1.545; diurèse élaborée, 1.282. $\dfrac{\Delta}{\partial} = 1.2$.

28 novembre. — Etat demi-syncopal pendant plusieurs heures.

29 novembre. — Le malade a reçu trois nouvelles injections (10 centimètres cubes). Toujours état nerveux, insomnie, dyspnée; somnolence, délire; œdèmes plus accusés. Urine, plus de 2.500. A eu du Cheyne-Stockes transitoire. Douleur très vive au mollet gauche, peut-être phlébite.

30 novembre. — Hier soir, point de côté violent, dyspnée intense. Mort très brusque aujourd'hui, probablement par embolie pulmonaire.

OBSERVATION XXIX (inédite)

(Due à l'obligeance du Dr Mayet.)

Symphyse pleuro-pulmonaire, insuffisance cardiaque.
Amélioration.

M. X..., soixante-dix-sept ans; symphyse pleuro-pulmonaire droite ancienne. Au cours de l'année 1910, congestion pulmonaire grippale droite : fléchissement du cœur. Aucune précaution, vie extraordinairement active, malgré l'âge, l'insuffisance cardiaque. Oppression facile et très pénible. Pendant le dernier semestre de 1911, plusieurs crises d'asystolie dont le retentissement s'est toujours fait sur le foie.

Fin août, après quelques semaines satisfaisantes, le malade ayant cessé de garder le repos, se déchaînent de graves accidents d'insuffisance cardiaque (dyspnée violente, foie descendant jusqu'à la crête iliaque; alimentation impossible, parce que provoquant des accès d'étouffement, etc.), auxquels se surajoutent au bout de quelques jours des manifestations nettes d'insuffisance rénale (apparition d'albumine dans les urines, œdèmes rapidement considérables des membres inférieurs, somnolence, tendance au Cheyne-Stockes, etc).

Dès lors, le cœur passe au second plan : l'urémie domine le tableau clinique, immédiatement menaçante le 3 septembre; les urines étaient tombées à 600, 550, 400 centimètres cubes par vingt-quatre heures. Ce jour-là, devant l'imminence du danger, l'insuccès de tous les diurétiques, l'impuissance de la médication toni-cardiaque à aider le cœur à lutter contre l'obstacle rénal, on pratique une injection de 10 centimètres cubes de sérum rénal. Dans l'après-midi, le malade sort de son état semi-comateux ; les signes d'urémie cérébrale s'atténuent, la diurèse tend à se rétablir. Les jours suivants, les urines atteignent 780, 900, 1.150 centimètres cubes; l'albumine disparaît; retour offensif des accidents rénaux ; nouvelle injection de sérum le 16 septembre. Amélioration définitive.

15 octobre. — Etat aussi satisfaisant que l'âge et l'histoire pathologique du sujet permettent de l'espérer ; le foie a repris sensiblement son volume normal et le cœur son rythme régulier; la pression artérielle est de 16 à 17 au sphygmo-manomètre de Potain. Le rein semble fonctionner normalement (1.500 gr. d'urine claire et sans albumine par vingt-quatre heures).

En somme, asystolie hépatique chez un vieillard; rein cardiaque avec accidents urémiques graves; insuccès de tous les agents thérapeutiques usuels; terminaison fatale conjurée par le sérum de veine rénale.

8 novembre. — Urine, 1.000 centimètres cubes ; albumine, 0 ; chlorure de sodium, 5,91 ; urée, 13,36 ; phosphates, 0,39. Rares débris de cylindres et très peu d'éléments cellulaires. Diurèse totale, 1.323; diurèse élaborée, 809. $\dfrac{\Delta}{\delta} = 1,63$.

16 novembre. — Le malade a des accès d'asthme brusques durant d'une à deux heures ; dans l'intervalle, il se porte bien. Nouvelle injection de 10 centimètres cubes de sérum rénal.

18 novembre 1911. — Urine, 1.750 centimètres cubes ; albumine, 0 ; chlorure de sodium, 4 gr. (84 par vingt-quatre heures) ; urée, 19,84 ; phosphates, 1,13. Diurèse totale, 1.621 ; diurèse élaborée, 1.197. $\dfrac{\Delta}{\delta} = 1,35$.

OBSERVATION XXX (inédite)

(Malade du service de M. le professeur Teissier.)

Insuffisance mitrale et rétrécissement aortique.
Rein cardiaque. — Glycosurie positive. — Amélioration.

B... F... Louise, cinquante-huit ans, concierge, entre, le 27 février 1911, dans le service de M. le professeur Teissier.

Antécédents héréditaires. — Mère morte à cinquante ans, après avoir présenté des troubles paralytiques ; père mort à soixante-sept ans d'un accident, quatre frères ou sœurs. Un frère mort à vingt ans de tuberculose ; les autres sont bien portants.

Mariée, son mari est mort de la poitrine à cinquante-huit ans.

Elle a eu quatre enfants, dont deux sont morts, l'un de la poitrine et l'autre de broncho-pneumonie.

Deux fausses couches sont survenues dans la suite, mais elle prétend que son mari se portait bien, et elle ne semble pas avoir présenté elle-même des signes de spécificité.

A quarante-six ans, attaque de rhumatisme articulaire aigu et endocardite à sa suite.

Depuis un an et demi environ, la malade a commencé à être essouflée au moindre effort, et c'est surtout depuis trois semaines que son état s'est aggravé. Elle a été soignée sans succès par la méthode homéopathique.

Cœur : pointe dans le Ve espace, il ne paraît pas gros. Choc large, sans frémissement ; à la pointe, souffle systolique très puissant, qu'on entend dans presque toute la région cardiaque, et qui se propage dans l'aisselle jusque dans le dos. Ni frémissement, ni dédoublement du deuxième bruit. A la base, souffle systolique, rude, râpeux, que l'on perçoit le long du tronc brachio-céphalique, le long du sternum et au niveau du IVe espace intercostal. Pas de signes périphériques d'insuffisance aortique. En somme, insuffisance mitrale et probablement rétrécissement aortique.

Poumons : râles de bronchite, rien aux bases.

Membres inférieurs : Œdème très marqué remontant jusqu'aux cuisses. Rien à l'abdomen.

Urines sans albumine.

31 mars. — Au cœur, bruit de galop ; à la base, peut-être frottement péricardique. Un peu d'épanchement à la base du poumon droit. Gros foie dépassant les fausses côtes de six travers de doigt.

5 mai. — Etat général très amélioré ; un peu d'œdème ; l'épanchement semble s'être résorbé ; un peu d'insuffisance respiratoire à la base avec quelques frottements superficiels ; persistance d'une zone de matité paravertébrale droite.

Cœur régulier avec impulsion présystolique. Toujours mêmes souffles.

Le foie est volumineux. Petit crachat hémoptoïque.

Pas d'albuminurie appréciable.

18 mai. — Epanchement de la base droite remontant assez haut en avant avec tympanisme sous-claviculaire, V +, R — et quelques frottements. En arrière, souffle localisé près de la ligne axillaire postérieure avec égophonie. Phénomène de Groco à gauche. Ponction exploratrice de la base droite : liquide hémorragique contenant

beaucoup de cellules endothéliales pâles et vacuolaires, quelques placards.

28 mai. — Gros abaissement du foie, le souffle systolique s'entend à la base droite, en arrière, à travers l'épanchement.

25 juin. — Thoracentèse, 950 grammes de liquide légèrement hémorragique.

27 juin. — La malade se plaint d'une oppression continuelle qui l'empêche de dormir. On lui fait une injection de 10 centimètres cubes de sérum rénal au flanc gauche.

28 juin. — Au niveau de la piqûre, un peu de rougeur et de douleur à la pression ; la douleur était hier spontanée. La malade se réjouit d'avoir pu dormir la nuit, elle est moins oppressée et prétend se trouver bien améliorée.

29 juin. — L'amélioration se maintient, mais moins nettement qu'au lendemain de l'injection ; cependant la dyspnée n'est pas revenue à son état initial ; la malade a pu dormir ; elle est beaucoup plus calme la nuit. Les urines ont augmenté de volume (2.000 centimètres cubes au lieu de 1.700). Pouls à 96.

L'œdème reste stationnaire. Epanchement dans la plèvre droite.

30 juin. — L'amélioration persiste au point de vue fonctionnel, la respiration est facile. Les urines ont augmenté (2.100 centimètres cubes).

4 juillet. — Etat satisfaisant ; on fait une nouvelle injection de 10 centimètres cubes de sérum de veine rénale.

5 juillet. — L'amélioration s'est un peu accentuée, nuit bonne ; démangeaison au niveau de la piqûre.

6 juillet. — Toujours sensation de mieux-être, mais mêmes démangeaisons. Les mouvements ne provoquent plus chez la malade de l'exagération de la dyspnée.

8 juillet. — Même sensation de bien-être. Urines = 2 litres.

11 juillet. — Point de côté qui a un peu empêché le som-

meil cette nuit. Traitement : révulsion précordiale et potion à l'extrait thébaïque.

18 juillet. — Analyse des urines. Urines = 5oo centimètres cubes.

18 juillet. — Ponction pleurale : un peu de liquide à formule lymphocytaire.

19 juillet. — La malade n'a pas été soulagée par la ponction (insomnie, point de côté). Elle prétend être comme autrefois. Elle demande une injection de sérum rénal, qu'on lui fait immédiatement (10 cc.).

24 juillet. — Aggravation de tous les signes : dyspnée intense, pleurésie, œdème des membres inférieurs. A la strophantus que la malade prend depuis quinze jours, on ajoute la théocine et une nouvelle injection de 10 centimètres cubes de sérum rénal.

26 juillet. — La malade se sent un peu améliorée, mais toujours bien essoufflée ; elle se plaint d'insomnie.

27 juillet. — Etat stationnaire : 10 centimètres cubes de sérum.

28 juillet. — La malade, que nous trouvons encore assoupie à notre examen du matin, dit avoir bien dormi cette nuit.

29 juillet. — Nuit avec sommeil dans le décubitus horizontal, ce qui, dit-elle, ne lui était pas arrivé depuis longtemps ; dyspnée nettement diminuée, forces revenues en partie ; la malade a pu aller jusqu'au lavabo et y rester sans fatigue le temps nécessaire pour sa toilette. Urines = 1.8oo grammes.

Mêmes signes de pleurésie, mêmes signes de lésions orificielles au cœur. Analyse d'urine ; traces d'albumine. La malade est au régime ordinaire, elle évite les viandes (veau, gibier).

31 juillet. — Bien-être appréciable, sommeil tranquille. Matité pleurale diminuée. L'enflure des jambes reste la même. Urines = 5oo centimètres cubes. Injection de 20 centimètres cubes de sérum.

1er août. — Examen objectif sans grande modification. La malade se promène dans la salle. Urines = 1 litre.

2 août. — Nuit agitée, cauchemars, angoisse précordiale. État toujours le même. Urines : 400 grammes.

3 août. — L'angoisse a disparu, mais l'oppression a un peu augmenté. Urines : 500 grammes.

8 août. — La malade est améliorée par les pilules de Bouchardat qu'elle prend depuis quelques jours. Urines = 800 centimètres cubes. Sommeil paisible. Légère oppression. Cœur plus énergique. Aux poumons, le niveau de la matité s'est abaissé de 2 travers de doigt et le poumon respire mieux.

Injection de 10 centimètres cubes de sérum.

9 août. — Nuit excellente. « J'ai dormi comme une bienheureuse », dit-elle. Pas de dyspnée. Elle se sent tout à fait bien.

17 août. — La malade a été un peu fatiguée ces jours passés. Cette nuit a été très mauvaise, très agitée. Douleur précordiale ; dyspnée même dans la position assise. L'appétit est conservé. Œdème des jambes stationnaire. Suppression de tout médicament ; injection de 10 centimètres cubes de sérum rénal.

18 août. — Sensation de bien-être, mais douleur précordiale. « N'était cette douleur, déclare la malade, je me trouverais tout à fait bien. »

19 août. — Nuit assez bonne.

23 août. — Nuit très mauvaise ; l'oppression et la douleur précordiale ont empêché tout sommeil. Cependant, le poumon droit respire à peu près normalement, à peine quelques frottements à l'extrême base ; 10 centimètres cubes de sérum de veine rénale.

24 août. — Nuit avec sommeil, plus de point de côté ; un peu de dyspnée ; grand bien-être. Cependant la quantité des urines émises en vingt-quatre heures a diminué.

2 septembre. — La malade se sent tout à fait bien. Urine : 1.400 centimètres cubes.

15 septembre. — La malade n'a pas été vue depuis le 3 septembre; elle dit avoir été un peu moins bien; on lui a fait le 10 septembre une injection de sérum rénal (16 centimètres cubes); elle prétend n'en avoir cette fois reçu aucun soulagement. Aujourd'hui inappétence, douleur précordiale et dyspnée. 2 resp. A la base du poumon droit : matité et obscurité jusqu'à quatre travers de doigt de l'omoplate ; pectoriloquie aphone. OEdème léger des membres inférieurs. A gauche, quelques râles de congestion. Les urines n'ont pas été conservées ces jours-ci, la malade dit avoir uriné la même quantité qu'auparavant. Injection de 20 centimètres cubes de sérum rénal de chèvre.

16 septembre. — Mieux, mais moins appréciable qu'autrefois. Inappétence, oppression, insomnie. On remet la malade au lait. Les urines n'ont pas augmenté de volume.

19 septembre. — Sous l'influence d'une potion opiacée, la patiente a repris un peu de sommeil, le point de côté a disparu, mais dyspnée, 40 respirations à la minute. Mêmes signes aux poumons.

20 septembre. — Sommeil assez calme mais dyspnée persistante, probablement de cause mécanique.

21 septembre. — Ponction pleurale droite : 1 litre trois quarts de liquide franchement hémorragique, sans modification de la dyspnée.

23 septembre. — La douleur a disparu, la dyspnée a diminué, surtout dans la position assise.

25 septembre. — Nuit mauvaise, dyspnée subjective et objective très marquée, sensation de malaise général. Injection de digalène.

26 septembre. — Aucune modification..

27 septembre. — 15 centimètres cubes de sérum de veine rénale; quelques minutes. après l'injection, dyspnée assez violente ; la malade se plaint en même temps d'une douleur partant de la piqûre (flanc gauche) et s'irradiant en ceinture à droite et à gauche, dans la région sacrée et vers les

cuisses. Inhalations d'oxygène. Au bout de deux heures tout est redevenu à l'état primitif.

28 septembre. — Toujours le même état stationnaire.

30 septembre. — La malade n'a pas pu dormir de toute la nuit à cause d'une douleur siégeant à la face. Ce matin, à l'examen, nous constatons dans cette région un érythème scarlatiniforme recouvrant le nez, les joues et la lèvre supérieure. Pouls un peu plus rapide que d'habitude. Fièvre : 38°5.

1er octobre. — Le diagnostic d'érysipèle se précise ; la face est bouffie, œdémateuse, la température est élevée, la malade a déliré cette nuit, on lui fait de l'électrargol.

6 octobre. — Température normale, face encore un peu bouffie ; mais la malade n'est plus accablée, elle ne se plaint que de sa dyspnée.

10 octobre. — Bon état général. Douleur sourde dans la région précordiale, essoufflement. Matité au poumon droit remontant jusqu'au milieu de l'omoplate, obscurité et souffle expiratoire. Le foie semble gros. Urine : 450 gr.

Traitement : injections de pantopon et extrait de strophantus.

12 octobre. — Oppression.

15 octobre. — Etat alarmant, dyspnée extrême, l'œdème a augmenté aux jambes. Ponction pleurale : environ 1 litre de liquide hémorragique ; injection de 10 centimètres cubes de sérum rénal et théobromine.

16 octobre. — La malade se sent incomparablement mieux. Urine 6 litres. : L'épreuve de la phloridzine est positive.

18 octobre. — Elle ne se plaint plus de rien. Analyse d'urine.

Tableau des urines (par 24 heures), observ. XXVI.

2 mars. — 2.200 centimètres cubes ; albumine (?) ; 14,91 de chlorure de sodium ; 11,88 d'urée ; diurèse totale, 3.046 ; diurèse élaborée, 1.658. $\dfrac{\Delta}{\delta} = 1,82$.

23 mars. — 2.100 centimètres cubes ; albumine (?) 17,13 de chlorure de sodium ; 11,34 d'urée.

26 avril. — 1.700 centimètres cubes ; traces d'albumine ; 8,68 de chlorure de sodium ; 9,35 d'urée ; diurèse totale, 1,694 ; diurèse élaborée, 842. $\dfrac{\Delta}{\delta} = 2$.

12 juillet. — 500 centimètres cubes ; chlorure de sodium ; 4,41 ; urée, 6,95 ; diurèse totale, 1.263 ; diurèse élaborée, 837. $\dfrac{\Delta}{\delta} = 1,50$.

29 juillet. — 800 centimètres cubes ; traces d'albumine ; chlorure de sodium, 6,40 ; urée, 4,32 ; diurèse totale, 1.431 ; diurèse élaborée, 859. $\dfrac{\Delta}{\delta} = 1,69$.

2 septembre. — 1.400 centimètres cubes ; albumine, 0,65 ; chlorure de sodium, 5,15 ; urée, 13,23 ; diurèse totale, 5.995 ; diurèse élaborée, 4.490. $\dfrac{\Delta}{\delta} = 1,11$.

22 septembre. — 750 centimètres cubes ; traces d'albumine ; chlorure de sodium, 7,32 ; urée, 12,24 ; diurèse totale, 1.692 ; diurèse élaborée, 983. $\dfrac{\Delta}{\delta} = 1,72$.

10 octobre. — 450 centimètres cubes ; albumine, 0,20 ; 1,49 de chlorure de sodium ; 16,03 d'urée.

18 octobre. — 3.500 centimètres cubes ; traces d'albumine ; 21,7 de chlorure de sodium ; 13,68 d'urée.

Remarque. — Les cardiopathies ayant retenti sur le rein tirent de grands bénéfices des injections de sérum rénal ; pour s'en rendre compte exactement, il ne faut pas oublier que dans ces affections la plupart des symptômes (céphalée, vertiges, œdèmes, dyspnée) ont une double origine car diaque et rénale. C'est surtout contre les accidents toxiques ou rénaux que la sérothérapie doit être instituée.

CHAPITRE V

NÉPHRITES GRAVIDIQUES

Observation XXXI
(Daunay et Lequeux, *Obstétrique*, 1910.)

Femme de trente-huit ans. Albuminurie gravidique et troubles de la vue; infection urinaire, puis septicémie colibacillaire. Sérothérapie. Mort.

Observation XXXII
(Daunay et Lequeux, *Obstétrique*, 1910.)

Femme de vingt-deux ans. Albuminurie depuis les premières règles à quatorze ans. Néphrite probablement d'origine tuberculeuse. Sérothérapie. Amélioration peu sensible.

Observation XXXIII
(Daunay et Lequeux, *Obstétrique*, 1910.)

Femme enceinte de huit mois avec hydramnios, albuminurie, urines rares et verdâtres ; complication mammaire et suppuration périrénale avec fistule. Sérothérapie sans résultats manifestes.

Daunay et Lequeux concluent : 1° à l'augmentation passagère de la diurèse; 2° à l'augmentation très nette des hématies granuleuses; 3° à l'abaissement de la tension artérielle; 4° quant à l'albuminurie, le sérum en retarde la marche croissante, alors que le régime lacté seul ne l'avait pas entravée. Dans les cas où l'albuminurie s'est accrue après l'injection, cet accroissement n'a été que passager et a cédé la place rapidement à une descente de la courbe.

Pour notre part, nous croyons que le choix de ces observations a été malheureux et que le chapitre de la sérothérapie des néphrites gravidiques reste encore à faire.

CHAPITRE VI

RÉSULTATS CLINIQUES

Après avoir examiné une à une les observations cliniques, il nous faut résumer dans un chapitre d'ensemble les résultats :

1° **Effets généraux**. — Le sérum fait disparaître ou améliore les accidents relevant de l'auto-intoxication rénale; les phénomènes subjectifs, tels que céphalée, délire, convulsions, coma, disparaissent rapidement, procurant au malade une sensation de bien-être toute spéciale.

Les modifications respiratoires sont rapides : le rythme se ralentit, se régularise; Spillmann, dans quatre cas de Cheyne-Stockes a noté le retour au rythme normal; la dyspnée et l'odeur ammoniacale de l'haleine disparaissent rapidement, ainsi que les signes locaux de congestion, de broncho-pneumonie, d'hydrothorax.

Les troubles circulatoires aussi sont rapidement modifiés; on a signalé la disparition des hémorragies cutanées ou muqueuses; la pression artérielle est abaissée de 1 de 2 et même de 3 centimètres de mercure comme l'a observé M. le professeur Teissier. Au point de vue hématologique, Daunay et Lequeux ont constaté l'augmentation des hématies granuleuses et des leucocytes.

Enfin, la sérothérapie fait cesser les troubles gastro-intestinaux (vomissements, diarrhées) et les différents épanchements pleuraux ou ascitiques. Spillmann a même observé une chute de poids de 8 à 10 kilogrammes en trois à cinq jours.

2° **Effets urinaires**. — Les effets urinaires sont plus directement appréciables ; tous les auteurs s'accordent pour admettre que le sérum rénal provoque une diurèse évidente. Certains auteurs (Spillmann) ont signalé des diurèses considérables de 8 à 10 litres par jour. Dans nos observations personnelles, l'augmentation du volume urinaire n'a jamais été aussi considérable.

Le taux de l'albumine s'abaisse en général ; quand il s'élève, ce n'est que transitoirement (observations de Daunay et Lequeux). Les phosphates sont diminués. Quant aux chlorures et à l'urée, certains observateurs admettent l'hyperchlorurie, tandis que d'autres constatent surtout de l'hyperazoturie ; dans nos observations personnelles, nous n'avons pas noté la prédominance de l'hyperchlorurie. La cylindrurie disparaît (Observations de Messina et les nôtres).

Enfin Daunay et Lequeux ont vu l'élimination de biliverdine à la suite de la sérothérapie.

Ces effets, généraux ou urinaires, sont parfois immédiats ; mais le plus souvent ils n'apparaissent qu'après vingt-quatre heures ou même après deux jours ; il semble que des effets plus précoces permettent d'espérer des résultats plus heureux.

3º **Accidents**. — Les accidents sont relativement fréquents, mais ils sont toujours bénins et tout à fait passagers ; ce sont : de la douleur plus ou moins vive au niveau de la piqûre, du prurit, de l'urticaire et des érythèmes ; beaucoup plus rarement, ils consistent dans une élévation de la température (38º, 39º et même 40º), des frissons, des œdèmes légers et localisés. Il ne s'agit que d'accidents sériques banaux, disparaissant souvent à l'injection suivante ; mais jamais, jusqu'à présent du moins, d'accidents graves, mortels, d'accidents anaphylactiques vrais,

Dans le but de diminuer ces troubles sériques, le sérum est inactivé par le chauffage à 55 degrés pendant une demi-heure deux jours de suite ; les accidents n'en restent pas moins fréquents. Parmi les nombreux procédés proposés par Rosenau et Anderson, le chlorure de calcium a été essayé sans résultat (Observation XVIII) Peut-être la méthode de Carnot et de Slavu est-elle plus efficace. Elle consiste dans l'adjonction au sérum, au moment de son emploi, d'acide chlorhydrique dans les proportions de 3,3 pour 1.000. Besredka a préconisé l'injection préventive d'une quantité extrêmement faible de sérum dans le rectum ou sous la peau; ou encore l'emploi des anesthésiques (éther et alcool).

En résumé, abstraction faite des accidents sériques, l'étude clinique du sérum rénal corrobore son étude expérimentale ; elle justifie son emploi thérapeutique et la recherche de ses indications et de ses contre-indications.

CHAPITRE·VII

INDICATIONS ET CONTRE-INDICATIONS

A propos des indications de la sérothérapie, M. le professeur J. Teissier écrivait en 1904 : « On n'est autorisé à compter sur des effets vraiment utiles que si le parenchyme n'est pas trop gravement désorganisé et s'il s'agit de phénomènes urémiques tenant à une brusque suspension de l'activité rénale (néphrite aiguë, congestion intense du rein produisant de l'oligurie passagère, anurie calculeuse, etc.) ou à la suppression fonctionnelle dans un rein préalablement malade, des portions de parenchyme restées jusque-là perméables mais momentanément inhibées sous le coup d'un refroidissement intense. » L'observation clinique confirme absolument cette opinion. Nous avons vu en effet que les néphrites aiguës, les poussées aiguës au cours des néphrites chroniques, les accidents rénaux au cours des cardiopathies sont très favorablement traités par les injections de sérum rénal. Quant aux néphrites chroniques, ce sont les formes parenchymateuses qui donnent les meilleurs résultats ; les formes interstitielles, sans constituer des contre-indications, ne semblent pas bénéficier de la sérothérapie.

Dans nos observations personnelles, nous avons pu constater, avec Lucien Thévenot, que l'épreuve positive de la phloridzine accompagnait toujours les cas heureux ; peut-être faut-il voir dans cette épreuve un moyen utile de pronostic thérapeutique.

CHAPITRE VIII

MÉCANISME D'ACTION

Avant de commencer l'étude du mécanisme d'action du sérum rénal, il importe de réduire à leur juste valeur deux objections possibles.

Tout d'abord, cette action cliniquement constatée ne serait-elle pas due aux agents thérapeutiques administrés aux malades en même temps que le sérum rénal? Nous ne le croyons pas, car comment expliquer alors la coïncidence de l'amélioration avec les injections sériques, et puis dans les cas où les malades avaient été préalablement traités sans changement par les moyens ordinaires, comment expliquer le succès obtenu à la suite de la sérothérapie, sinon par la sérothérapie elle-même? Si cette première objection pouvait encore subsister, on lui opposerait avec raison les résultats de l'expérimentation : les injections de sérum rénal, faites à des sujets sains, ont provoqué, ainsi que l'ont montré Spillmann et Parisot, une augmentation de la diurèse et des éléments de l'urine.

Une autre objection non moins importante suit la première : l'action constatée chez les malades qui reçoivent du sérum de veine rénale est-elle propre à ce sérum? ou bien s'agit-il d'une propriété commune à tous les sérums? Parisot a résolu la question d'une façon catégorique : trois malades atteints de néphrite, avec manifestations urémiques, reçoivent du sérum ordinaire de cheval recueilli aseptiquement ; aucune amélioration n'est apparue après deux et même trois jours ; ces mêmes malades sont ensuite traités par le sérum rénal ; ils bénéficient d'une amélioration manifeste ; l'auteur fait, en outre, remarquer que si les modifications urinaires consécutives à la sérothérapie rénale pouvaient être le résultat de l'injection d'un sérum banal, elles devraient se retrouver après la sérothérapie antidiphtérique, ou antitétanique ; or la clinique montre qu'il n'en est rien.

Les objections écartées, il reste démontré que le sérum exerce une action qui lui est particulière. Par quel mécanisme? Comment peut-il faire disparaître des phénomènes toxiques (dyspnée, vertiges, etc.)? La réponse paraît facile au premier abord : le sérum rénal agit comme antitoxique, soit en neutralisant les poisons urémigènes qui circulent dans le sang, soit en fournissant au torrent circulatoire les éléments neutralisants que lui dérobe la défaillance du rein. Cette explication est insuffisante, car l'action antitoxique du sérum devrait se manifester immédiatement après l'injection et proportionner ses effets à la quantité de sérum injectée ; l'observation clinique nous a appris qu'ils n'apparaissent qu'après un intervalle de temps variable suivant les circonstances pathologiques, et, dans tous les cas, jamais avant quelques heures ; ils sont, en outre, très variables, quant à leur degré, pour une même quantité de sérum injectée ; de plus, pour être permanente, la guérison exigerait un traitement permanent, ce qui ne s'observe pas cliniquement.

Si le sérum n'agit pas comme antitoxique dans le sang, il reste à se demander s'il n'agit pas comme excitant de l'épithelium rénal. C'est là une hypothèse qui paraît expliquer logiquement les faits ; le sérum rénal, en stimulant le rein, provoquerait le fonctionnement du parenchyme resté sain, d'où double résultat : excitation de la sécrétion interne et, comme conséquence, amélioration des phénomènes toxiques, excitation de l'excrétion et, par suite, modifications favorables des urines. Cette hypothèse implique en plus l'idée d'une action neutralisante du sérum mais d'une neutralisation locale sur le rein même. Les recherches de Maragliano, d'Ascari et de Figari en Italie ; de Castaigne, en France, ont fait connaître l'importance des lésions provoquées sur le rein sain par les poisons provenant du rein malade, et les expériences plus récentes de Lucien Thévenot montrent bien que « le sérum rénal atténue beaucoup expérimentalement les effets toxiques de ces substances », de ces néphrolysines.

Tout récemment, M. le professeur Teissier a émis l'hypothèse d'une action du sérum de chèvre sur les éléments de défense de l'organisme et en particulier sur le foie ; la suractivité de ses fonctions uropoiétique et antitoxique permettrait à l'économie d'organiser sa défense contre les poisons laissés en circulation dans le sang par le rein défaillant « jusqu'au moment où, le filtre rénal étant libéré, les poisons puissent être éliminés au dehors ». Le professeur Teissier base son hypothèse sur la constatation fréquente de l'hyperazoturie à la suite d'injection de sérum rénal.

Mais cette opinion ne compte pas pour elle les suffrages de tous les auteurs. Spillmann et Parisot, en particulier, élèvent contre elle deux arguments : le premier, c'est qu'ils n'ont pas toujours constaté de l'hyperazoturie mais plutôt de l'hyperchlorurie ; le deuxième, c'est qu'ils auraient observé de l'hyperazoturie à la suite de divers traitements opothérapiques (par l'extrait de rein, d'hypophyse, de thymus, etc.).

La première objection ne nous semble pas de grande importance, dans les cas personnels où l'hyperazoturie était absente, nous n'avons pas non plus constaté d'hyperchlorurie ; la deuxième ne semble pas non plus avoir la valeur que lui attribuent les auteurs de Nancy, car de ce que l'hyperazoturie peut s'observer au cours d'un traitement opothérapique, il ne s'ensuit pas qu'elle n'est pas un signe d'hyperfonctionnement hépatique ; rien ne prouve que l'extrait d'un organe, en agissant tout particulièrement sur cet organe, n'agisse pas simultanément sur le foie, d'où explication possible de l'hyperazoturie signalée par Spillmann et Parisot après l'organothérapie.

L'opinion du professeur Teissier, loin de perdre de sa valeur, semble trouver sa confirmation dans l'augmentation de la biliverdine observée par Daunay et Lequeux, et surtout dans la remarque que nous avons faite avec Lucien Thévenot de la coïncidence de la glycosurie phloridzique avec les résultats heureux de la sérothérapie rénale.

M. Rebattu, en effet, dans sa thèse insiste sur l'im-

portance de l'épreuve phloridzique comme moyen
d'appréciation du foie, et, à sa suite, nous croyons
pouvoir considérer l'épreuve positive comme un signe
du bon fonctionnement du foie, et l'épreuve négative
comme révélant un état défectueux de la cellule
hépatique..

Pour le professeur Teissier, le sérum aurait encore
un autre rôle : celui de désintoxiquer l'organisme « en
chassant les albumines toxiques de leurs combinaisons
chlorées ». Le chlorure de sodium serait capable,
selon MM. Morel et Duclaux, de se fixer sur les toxal-
bumines de l'économie, ce qui favoriserait sa rétention
et les albumines normales le déplaceraient de ces
combinaisons.

De ce qui précède, on peut retenir ce fait que le
sérum rénal agit surtout par l'intermédiaire de l'appareil hépato-rénal ; mais ce n'est pas encore là l'explication du mécanisme intime de son action. Comment se
fait la stimulation ? Ici les hypothèses montrent par leur
grande discordance l'impuissance des recherches. Turbure soutient l'hypothèse que le sang veineux rénal
vient apporter des antitoxines qui « libéreraient le rein
de l'action inhibitrice exercée par les toxines et que la
sécrétion interne, absente, ne neutralise plus ». Cette
idée s'appuie sur les travaux de Pensa, qui a suivi par
la méthode de Golgi les terminaisons nerveuses renflées
jusque dans le glomérule. M. le professeur Teissier
partage cette manière de voir.

Concetti, Hammond admettent que les injections
de néphrine fournissent un excitant physiologique du
rein. Gilbert et Carnot confirment cette opinion en

démontrant que des extraits glandulaires peuvent reproduire *in vitro* l'action de la glande : tels sont le suc gastrique et le suc pancréatique ; tandis que d'autres extraits au contraire sont inactifs *in vitro* et nécessitent l'intermédiaire de la cellule vivante, telle la bile qui excite la sécrétion biliaire.

D'autres auteurs ont tenté de faire jouer un rôle aux « grains de ségrégation » de Renaut. Suivant Metchnikoff, ce sont ces grains qui fixent les néphrolysines sur les éléments du rein, à l'exclusion des autres parenchymes.

En somme, tout ce que l'on peut admettre du mécanisme d'action du sérum de chèvre, c'est l'excitation des épithéliums et, en particulier, des épithéliums hépatique et rénal, mais l'action intime du sérum nous est encore à peu près inconnue.

CONCLUSIONS

I. — La sérothérapie des néphrites nous semble, à l'heure actuelle, le meilleur moyen que le clinicien ait à sa disposition pour combattre les accidents de l'insuffisance rénale, sous leurs différentes formes.

II. — Le sérum de veine rénale est très efficace dans les néphrites aiguës et dans les poussées rénales congestives au cours des infections.

III. — Il se montre très utile au cours des lésions chroniques parenchymateuses du rein ; dans les néphrites interstitielles, il améliore certains phénomènes toxiques et peut servir à combattre les poussées congestives intercurrentes.

IV. — Chez les cardio-rénaux, les résultats du sérum rénal sont également satisfaisants.

V. — Le sérum rénal paraît agir surtout comme stimulant de l'appareil hépato-rénal ; ses résultats sont d'autant moins accusés que les lésions sont plus profondes.

VI. — Les indications de son emploi seront tirées des données cliniques de l'examen approfondi du fonctionnement du rein et du foie ; à ce point de vue l'épreuve de la phloridzine permet de prévoir, dans une certaine mesure, les résultats possibles du traitement sérique.

BIBLIOTHÈQUE NATIONALE R.F. IMPRIMÉS

BIBLIOGRAPHIE

CARNOT et FLAVU, *Société Biologique*, 1910.

CHATIN et GUINARD, *Arch. de Méd. expérimentale*, t. XII.

DAUNAY et LEQUEUX, *Obstétrique*, 1910.

DUCLAUX, Thèse de Lyon, 1907-1908.

DUMAREST, Thèse de Lyon, 1897.

FIORI, *Gazetta degli Ospedali.*

GEVIN, *Semaine Médicale*, 10 février 1909.

HUTINEL, *Presse Médicale*, 2 juillet 1910.

LIGNEROLLES, Thèse de Lyon, 1898.

LAVIS, Thèse de Lyon, 1905.

MESSINA MAGGIO, Thèse de Santiago de Chili, 1910.

MEYER, *Arch. de Physiologie normale et pathologique*, 1893, 1894, 1895.

NETTER, *Semaine Médicale*, 1905.

PARISOT, *Province Médicale*, 19 mars 1910.

REBATTU, Thèse de Lyon, 1910-1911.

SPILLMANN et PARISOT, *Presse Médicale*, 27 oct. 1909; *Sem. Médicale*, 1908.

TEISSIER, *Bulletin Médical*, 6 juillet 1904.

— *Communication à l'Académie de Médecine*, 6 octobre 1908.

— Leçon clinique de l'Hôtel-Dieu, *Monde Médical*, 1911.

TEISSIER et FRENKEL, *Archives de Physiologie*, 1898.

VITZOU, *Journal de Physiologie et de Pathol. gén.*, 1901.

TABLE DES MATIÈRES

Lyon. — Imprimerie A. Rey, 4, rue Gentil.

www.ingramcontent.com/pod-product-compliance
Ingram Content Group UK Ltd.
Pitfield, Milton Keynes, MK11 3LW, UK
UKHW020931120726
13693UKWH00003B/1265